Libro de Texto de Quiropráctica 2027

Volumen 1

Claude Lessard, D.C.

© 2025

Dr. Claude Lessard

©2025 Claude Lessard, D.C.
www.LessardChiropractic.com
Lessard Chiropractic Center
210 Makefield Road, Morrisville, PA 19067
215-736-8816

Libro de Texto de Quiropráctica 2027 Volumen 1

Dr. Claude Lessard

DEDICATORIA

A THOM GELARDI, D.C.

Miles de quiroprácticos bajo la tutela del Dr. Thom Gelardi han aprendido y crecido como resultado de su incansable dedicación a la quiropráctica y a su comunidad. Innumerables vidas han sido y continúan siendo mejoradas por su compromiso inquebrantable con la idea central de la quiropráctica, el papel de la subluxación vertebral y sus valores fundamentales, es decir, su filosofía, ciencia y arte.

Su coraje y dotado de liderazgo para sostener continuamente que el proceso de localización, análisis y facilitación de la corrección de la subluxación vertebral es la única responsabilidad del quiropráctico merece nuestra adherencia y protección para preservar y promover la sagrada confianza en la quiropráctica.

Para honrar su contribución a la profesión quiropráctica en el lapso de unos setenta años y por su devoción al legado de D.D. y B.J. Palmer, es con inmensa gratitud que el Volumen 1 del Libro de texto de quiropráctica 2027 está dedicado a Thom A. Gelardi, D.C.

INDICE

DEDICATORIA A THOM GELARDI, D.C. V

PREFACIO 1

LÉXICO QUIROPRÁCTICO GLOSARIO 3

INTRODUCCIÓN 9

ART. 1. PRECISIONES 9

ART. 2. LA QUIROPRÁCTICA DEFINIDA 9

ART. 3. CIENCIA, ARTE Y FILOSOFÍA 10

ART. 4. CIENCIA 11

ART. 5. ARTE 12

ART. 6. FILOSOFÍA 12

ART. 7. FILOSOFÍA QUIROPRÁCTICA 12

ART. 8. LA QUIROPRÁCTICA ES UNA CIENCIA DEDUCTIVA 13

ART. 9. TERMINOLOGÍA – VOCABULARIO 14

ART. 10. RAZONAMIENTO INDUCTIVO 14

CUESTIONARIO DE REVISIÓN, ARTÍCULOS 2-10 16

ART. 11. LABORATORIO 17

ART. 12. DEDUCCIÓN 17

ART. 13. CLÍNICA 19

ART. 14. AXIOMAS 20

ART. 15. PARADOJAS Y PARADIGMAS 20

ART. 16. TEORÍAS Y HECHOS 22

ART. 17. EJEMPLOS 24

ART. 18. ANALOGÍAS 25

ART. 19. LAS TRES FASES DEL ESTUDIO QUIROPRÁCTICO 26

ART. 20. UNA COMPARACIÓN 27

ART. 21. EL ESLABÓN PERDIDO 27

CUESTIONARIO DE REVISIÓN, ARTÍCULOS 11 – 21 29

ART. 22. PRINCIPIOS 30

ART. 23. LOS PRINCIPIOS DE LA CIENCIA BÁSICA DE LA QUIROPRÁCTICA 30

ART. 24. UN LISTADO DE LOS TREINTA Y TRES PRINCIPIOS DE LA CIENCIA BÁSICA DE LA QUIROPRÁCTICA NUMERADOS, ROTULADOS Y RECONTEXTUALIZADOS 31

PRINCIPIOS UNIVERSALES 31

PRINCIPIOS INNATOS 32

PRINCIPIOS QUIROPRÁCTICOS 33

CUESTIONARIO DE REVISIÓN, ARTÍCULOS 22 – 24 34

VOLUMEN 1 36

ART. 25. QUIROPRÁCTICA 36

ART. 26. LA DEFINICIÓN QUIROPRÁCTICA DE SUBLUXACIÓN VERTEBRAL (PRIN. 31) 37

ART. 27. LA CENTRALIZACIÓN DE INFORMACIÓN/F INNATA CONDUCIDA PARA LA COORDINACIÓN DE ACTIVIDADES 37

ART. 28. LA TRANSMISIÓN DE LA INFORMACIÓN/F INNATA CONDUCIDA PARA LA COORDINACIÓN DE ACTIVIDADES 38

ART. 29. NERVIOS EFERENTES (PRIN. 28) 38

ART. 30. NERVIOS AFERENTES (PRIN. 28) 38

ART. 31. EL CICLO NERVIOSO PARA LA COORDINACIÓN DE LA ACCIÓN (PRIN. 28) 39

CUESTIONARIO DE REVISIÓN, ARTÍCULOS 25 – 31 41

ART. 32. INFORMACIÓN /FUERZA INNATA 42

ART. 33. UBICACIÓN DE LA LEY INNATA EN LOS ORGANISMOS 42

ART. 34. CICLOS 43

ART. 35. CICLOS QUIROPRÁCTICOS 43

ART. 36. EL CICLO SIMPLE PARA LA COORDINACIÓN DE ACTIVIDADES 44

ART. 37. EL CICLO COMPLETO NORMAL DE COORDINACIÓN DE LASACTIVIDADES 45

ART. 38. LOS CICLOS REPRESENTADOS GRÁFICAMENTE 46

ART. 39. EL CICLO COMPLETO NORMAL PARA LA COORDINACIÓN DE ACTIVIDADES REPRESENTADO EN FORMA GRÁFICA. 48

ART. 40. UNIDADES 51

CUESTIONARIO DE REVISIÓN, ARTÍCULOS 32 - 40 52

ART. 41. LA CAUSA FUNDAMENTAL EN LA QUIROPRÁCTICA 53

ART. 42. LA CAUSA SOBRESALIENTE DE LA PRÁCTICA DE LA QUIROPRÁCTICA 53

ART. 43. CAMPO INNATO 54

ART. 44. EL CEREBRO EDUCADO 56

ART. 45. CUERPO INNATO 57

ART. 46. EL CUERPO EDUCADO 58

ART. 47. INFINITO 58

ART. 48. FINITO 58

ART. 49. EL PRIMER PASO DEL CICLO NORMAL COMPLETO DE COORDINACIÓN DE ACTIVIDADES: EL PRINCIPIO UNIVERSAL DE ORGANIZACIÓN 59

ART. 50. EL SEGUNDO PASO DEL CICLO NORMAL COMPLETO DE COORDINACIÓN DE ACTIVIDADES: LA LEY INNATA DE LOS SERES VIVOS 60

CUESTIONARIO DE REVISIÓN, ARTÍCULOS 41 - 50 63

ART. 51. LA LEY INNATA ES INTRÍNSECA A TODOS LOS SERES VIVOS 64

ART. 52. TERCER PASO DEL CICLO NORMAL COMPLETO PARA LA COORDINACIÓN DE ACTIVIDADES: REINO INNATO 100%/PERFECTO 64

ART. 53. CONTROL INNATO 66

ART. 55. CONTROL EDUCADO 68

ART. 56. CUARTO PASO DEL CICLO NORMAL COMPLETO DE COORDINACIÓN
DE ACTIVIDADES: CÉLULA CEREBRAL 68

ART. 57. QUINTO PASO DEL CICLO NORMAL COMPLETO DE COORDINACIÓN
DE ACTIVIDADES: CARACTERIZACIÓN INNATA 70

ART. 58. SEXTO PASO DEL CICLO NORMAL COMPLETO PARA LA COORDINACIÓN
DE ACTIVIDADES: TRANSFORMACIÓN/CODIFICACIÓN 71

ART. 59. SÉPTIMO PASO DEL CICLO NORMAL COMPLETO DE COORDINACIÓN
DE ACTIVIDADES: IMPULSO INNATO 72

ART. 60. OCTAVO PASO DEL CICLO NORMAL COMPLETO DE COORDINACIÓN
DE ACTIVIDADES: PROPULSIÓN/CONDUCTIVIDAD 73

CUESTIONARIO DE REVISIÓN, ARTÍCULOS 51 - 60 75

ART. 61. EL NOVENO PASO DEL CICLO NORMAL COMPLETO PARA LA
COORDINACIÓN DE ACTIVIDADES: NERVIO EFERENTE 76

ART. 62. DÉCIMO PASO DEL CICLO NORMAL COMPLETO DE COORDINACIÓN
DE LAS ACTIVIDADES: TRANSMISIÓN 76

ART. 63. UNDÉCIMO PASO DEL CICLO NORMAL DE COORDINACIÓN DE
ACTIVIDADES: CÉLULA TISULAR 77

ART. 64. LOS SIGNOS DE VIDA 78

ART. 65. ASIMILACIÓN 79

ART. 66. EXCRECIÓN 80

ART. 67. ADAPTABILIDAD 80

ART. 68. CRECIMIENTO 81

ART. 69. REPRODUCCIÓN 81

ART. 70. DUPLICACIÓN DE CÉLULAS 82

CUESTIONARIO DE REVISIÓN, ARTÍCULOS 61 - 70 84

ART. 71. EL ESPERMATOZOIDE 85

ART. 72. EL ÓVULO 85

ART. 73. EL PRONÚCLEO ... 86

ART. 74. MASA DE MORAS O MÓRULA ... 86

ART. 75. LA ESTRÍA O TRAZO PRIMITIVO ... 87

ART. 76. EL BLASTODERMO ... 87

ART. 77. LAS TRES CAPAS DEL BLASTODERMO ... 87

ART. 78. LOS CUATRO TEJIDOS PRIMARIOS ... 88

ART. 79. EL DECIMO SEGUNDO PASO DEL CICLO NORMAL COMPLETO PARA LA COORDINACIÓN DE ACTIVIDADES: LA RECEPCIÓN. ... 88

ART. 80. EL DECIMO TERCER PASO DEL CICLO COMPLETO NORMAL PARA LA COORDINACIÓN DE ACTIVIDADES: LA REPRESENTACIÓN FÍSICA. ... 89

CUESTIONARIO DE REVISIÓN, ARTÍCULOS 71 AL 80 ... 91

ART. 81. EL DECIMOCUARTO PASO DEL CICLO NORMAL COMPLETO PARA LA COORDINACIÓN DE ACTIVIDADES: LA EXPRESIÓN ... 92

ART. 82. EL DECIMO QUINTO PASO DEL CICLO COMPLETO NORMAL PARA LA COORDINACIÓN DE LAS ACTIVIDADES: LA FUNCIÓN. ... 92

ART. 83. FUNCIONES PRIMARIAS ... 93

ART. 84. LAS NUEVE FUNCIONES PRIMARIAS ... 94

ART. 85. EL DECIMOSÉXTO PASO PARA EL CICLO COMPLETO NORMAL PARA LA COORDINACIÓN DE ACTIVIDADES: LA COORDINACIÓN. ... 94

ART. 86. EL PRIMER PASO AFERENTE DEL CICLO COMPLETO NORMAL PARA LA COORDINACIÓN DE ACTIVIDADES: LA CÉLULA TISULAR. ... 95

ART. 87. EL SEGUNDO PASO AFERENTE DEL CICLO COMPLETO NORMAL PARA LA COORDINACIÓN DE ACTIVIDADES: VIBRACIÓN. ... 96

ART. 88. EL TERCER PASO AFERENTE DEL CICLO COMPLETO NORMAL DE COORDINACIÓN DE ACTIVIDADES: IMPRESIÓN/RECODIFICACIÓN ... 97

ART. 89. EL CUARTO PASO AFERENTE DEL CICLO COMPLETO NORMAL DE LA COORDINACIÓN DE ACTIVIDADES: EL IMPULSO TRÓFICO. ... 98

ART. 90. EL QUINTO PASO AFERENTE DEL CICLO COMPLETO NORMAL PARA LA COORDINACIÓN DE ACTIVIDADES: EL NERVIO AFERENTE. ... 98

CUESTIONARIO DE REVISIÓN DE LOS ARTÍCULOS 81 A 90 ... 100

ART. 91. EL SEXTO PASO AFERENTE DEL CICLO NORMAL PARA LA COORDINACIÓN DE ACTIVIDADES: LA TRANSMISIÓN. 101

ART. 92. EL SÉPTIMO PASO AFERENTE DEL CICLO COMPLETO NORMAL PARA LA COORDINACIÓN DE ACTIVIDADES: LAS CELULAS CEREBRALES. 101

ART. 93. EL OCTAVO PASO AFERENTE DEL CICLO COMPLETO NORMAL PARA COORDINACIÓN DE ACTIVIDADES: LA RECEPCIÓN. 102

ART. 94. EL NOVENO PASO AFERENTE DEL CICLO COMPLETO NORMAL PARA LA COORDINACIÓN DE ACTIVIDADES: EL REINO INNATO 100%/PERFECTO. 102

ART. 95. EL DÉCIMO PASO AFERENTE DEL CICLO COMPLETO NORMAL DE COORDINACIÓN DE ACTIVIDADES: INTERPRETACIÓN / DECODIFICACIÓN. 102

ART. 96. EL DECIMO PRIMER PASO AFERENTE DEL CICLO COMPLETO NORMAL PARA LA COORDINACIÓN DE ACTIVIDADES: LA SENSACIÓN. 103

ART. 97. EL DECIMO SEGUNDO PASO AFERENTE DEL CICLO NORMAL COMPLETO PARA LA COORDINACIÓN DE ACTIVIDADES: PROCESAMIENTO INTEGRAL INNATO. 104

ART. 98. DECIMOTERCER PASO AFERENTE DEL CICLO COMPLETO NORMAL DE COORDINACIÓN DE ACTIVIDADES: LEY INNATA DE LOS SERES VIVOS. 104

ART. 99. EL DECIMOCUARTO PASO AFERENTE DEL CICLO COMPLETO NORMAL DE COORDINACIÓN DE LAS ACTIVIDADES: ADAPTACIÓN INTEGRAL INSTANTÁNEA 100%/PERFECTA. 104

ART. 100. DECIMOQUINTO PASO AFERENTE DEL CICLO COMPLETO NORMAL DE COORDINACIÓN DE ACTIVIDADES: PRINCIPIO UNIVERSAL DE ORGANIZACIÓN. 108

ART. 101. CONTINUACIÓN DEL CICLO COMPLETO NORMAL PARA LA COORDINACIÓN DE ACTIVIDADES 108

CUESTIONARIO DE REVISIÓN, ARTÍCULOS 91 A 101 111

ART. 102. REPASO DE LOS PRINCIPIOS 112

BIBLIOGRAFIA VOL 1: 113

CURRICULUM VITAE DR. CLAUDE LESSARD 114

Dr. Claude Lessard

PREFACIO

La presente es una serie de cuatro volúmenes académicos que forman parte del programa de estudios quiroprácticos en virtud del cual los estudiantes interesados pueden aprender quiropráctica y recibirse de quiroprácticos. Es la versión corregida de su precursor original "MANUAL DE LA QUIROPRÁCTICA" escrito por el Dr. Ralph W. Stephenson en 1927. Algunas porciones del texto han sido tomadas directamente del original, actualizadas con NUEVO conocimiento surgido a partir de NUEVA información sobre los últimos cien años. La quiropráctica como construcción ha dado lugar a una nueva forma dentro de un contexto contemporáneo que incluye 130 años de continuos descubrimientos. Se les da el debido crédito al Dr. D.D.Palmer y al Dr. R.W.Stephenson. Todos estamos de pie sobre sus hombros para seguir avanzando.

Me postulé ante el Sherman College en diciembre de 1973. El día de la orientación me presentaron al fundador del Sherman College, Dr. Thom Gelardi. Con los años, el Dr. Gelardi y yo fuimos cimentando una estrecha relación. Fue así que tras cientos de horas de conversación y por sugerencia suya, en el verano de 2021 encaré la tarea de reescribir el manual de la quiropráctica.

Tengo una deuda con el Dr. Reggie Gold por facilitar la formación de mi mente quiropráctica y por alentarme siempre a PENSAR, PENSAR y PENSAR. Agradezco a Reggie por su estímulo y sus desafíos permanentes que me transportan al día de hoy y me llevan a abrazar un aspecto que nunca fue alterado –el de la exclusividad del objetivo de la quiropráctica.

No tengo duda de que, sin la afirmación permanente, el aliento constante y la profunda amistad del Dr. Joseph Strauss, este manual nunca se hubiera vuelto a escribir.

Con sentida gratitud agradezco a James Healey, D.C. por cumplir acabadamente con su rol de abogado del diablo, al plantearme una y otra vez las preguntas que condujeron a la necesaria precisión de mis cavilaciones.

Gracias, Dr. Tom Gregory por su firme escucha y por sus comentarios sobre la exactitud del texto.

Gracias, Dra. Judy Campenale por pasar largas horas editando mi estilo franco-canadiense anglosajón para tornarlo en un texto académico sin fisuras.

Gracias, Dr. Jack Bourla, por sus reflexiones que ayudan a aclarar algunos de los conceptos de más difícil comprensión. Gracias, Amanda Janiec por supervisar el proyecto en su totalidad y hacerlo posible.

Por último, a esa persona única que me acompañó todo el tiempo a lo largo de este camino: Sara, mi esposa desde hace cincuenta años, sin cuya compañía yo no sería la persona que soy hoy. Te amo, Sara.

Estos volúmenes son simplemente "El Manual Quiropráctico" actualizado y recontextualizado. Las instrucciones aquí contenidas se han desarrollado a partir de los conceptos originales del fundador de la quiropráctica, el Dr. Daniel David Palmer, y de su hijo el Dr. Bartlett Joshua Palmer, que fue quien la desarrolló. Dentro de estos volúmenes espero replicar y deconstruir el carácter teísta y antropomórfico atribuido a algunos de los principios y leyes científicas de aquellos días precoces: la inteligencia universal y la inteligencia innata. Esos conceptos quiroprácticos son luego reconstruidos sobre el sólido lecho pétreo de los principios mensurables y verificables de la ciencia básica quiropráctica; incluyen nueva información adquirida a partir de 1927, que ordena el objetivo quiropráctico. Estos cuatro volúmenes contienen NUEVO conocimiento descubierto y construido dentro de los últimos 100 años, NUEVA información que no estuvo disponible entre 1895 y 1927. Cubren la filosofía, la ciencia, y el arte de la quiropráctica. Aspiran a ser un estudio de la quiropráctica, desarrollado para CONTINUAR con la

Dr. Claude Lessard

genialidad de nuestros predecesores, D.D. y B.J. Palmer; están destinados a transmitir con más precisión QUÉ es la quiropráctica, CÓMO aplicar sus principios científicos, y lo difícil que es variar la explicación de POR QUÉ la quiropráctica es un enfoque humanitario evolutivo para CADA experiencia de la vida, no solamente para la experiencia de la salud. Estos volúmenes comprenden correcciones de errores que son necesarias para que el estudiante afirme su confianza en el objetivo quiropráctico, incluyendo su valor universal. Ellos honran y modernizan este importante descubrimiento y la mayor comprensión de su servicio humanitario y necesario para el mundo. Fue Joseph B. Strauss, D.C., quien escribió en 2002 "Yo no creo que se pueda entender la filosofía quiropráctica sin estudiar a Stephenson. En su interior hay verdades y errores que deben ser vistos y comprendidos para que cualquier estudiante comience a alcanzar un nivel de comprensión de cómo era la quiropráctica y cómo es hoy".[1] A los estudiantes se les alienta a estudiar el manual de Stephenson de 1927, TODOS los "Blue Books" de Strauss, y los dos "Blue Books" de los que personalmente soy autor, *A New Look at Chiropractic's Basic Science* y *Timed Out: Chiropractic*.

Es de esperar que las verdades y las correcciones de errores contenidas dentro de las páginas de estos volúmenes ilustren e inspiren a futuras generaciones de quiroprácticos de manera que ellos puedan contar con información que les permita tomar las mejores decisiones en la formación de su misión personal. Sobre la base de estos estudios, resulta claro que el único propósito del objetivo quiropráctico es la restauración de la transmisión normal de los impulsos innatos mediante la ubicación, análisis y facilitación de la corrección de subluxaciones vertebrales para una transmisión normal de los impulsos innatos. PUNTO.

Estos textos han sido escritos como instrucción educativa. Están divididos en Volumen Uno (Texto de Quiropráctica de Primer Año), Volumen Dos (Texto de Quiropráctica de Segundo Año), Volumen Tres (Texto de Quiropráctica de Tercer Año), y Volumen Cuatro (Texto de Quiropráctica de Cuarto Año). Siguiendo el diseño original de Stephenson que permite la comparación integral de tópicos. Hay preguntas de revisión que buscan hacer que el estudiante pueda PENSAR e "internalizar" el valor de la quiropráctica, y preguntarse para poner a prueba cualquiera de los 33 principios científicos a efectos de comprobar si son verdaderos o falsos. Se invita al estudiante a familiarizarse con el vocabulario único de la quiropráctica al comienzo de cada volumen a efectos de comprender de modo apropiado el significado de aquellos términos que sin duda van a ser de utilidad en el estudio del texto. Es de esperar que estos cuatro volúmenes del manual actualizado de la quiropráctica alienten a futuros quiroprácticos a CONTINUAR y ulteriormente desarrollar la quiropráctica, lo que incluirá NUEVO conocimiento, reflexiones, y corrección de errores hacia el tercer milenio y para siempre.

---

1 Strauss, Joseph. Green Book Commentaries, Volume XIV (2002), p. 17

LÉXICO QUIROPRÁCTICO

GLOSARIO

Para seguir explorando el núcleo central de la quiropráctica establecido con anterioridad, que son sus principios y sus tesis, en la actualidad debemos apoyarnos en una terminología básica. A medida que avanzamos, nuestra inteligencia educada va creciendo y requiere que progresemos sin condenar. El siguiente glosario de términos fue recopilado con la ayuda de Joe Strauss, D.C., y gran parte del mismo tiene su origen en el texto de Stephenson. Se han incorporado algunos términos adicionales necesarios por su carácter único para practicar el objetivo quiropráctico.

100%/perfecto: Calidad de estar libre de toda falla o defecto. Es la plenitud de algo material o inmaterial.

Adaptabilidad (signo de vida): La capacidad intrínseca que un organismo vivo posee para actuar sobre toda la información/fuerza que recibe, ya sea en forma innata o universal.

Adaptación: El movimiento de un organismo vivo o de cualquiera de sus partes, o el cambio estructural en ese organismo, para usar o eludir la información/fuerza del medio ambiente. La adaptación es un proceso continuo que varía continuamente; nunca es constante e invariable como lo son otras leyes universales. La adaptación es un principio universal, el único en su tipo. Es el principio del cambio, y el cambio siempre se produce de acuerdo con la ley, lo que constituye una adaptación integral e instantánea 100%/perfecta.

Adaptación integral instantánea: También llamada adaptación intelectual, son los procesos cooperativos 100%/perfectos de la ley innata de los seres vivos, para computar maneras y medios de adaptar la información/F universal y la E/materia para uso en el cuerpo y para la coordinación de actividades. La interoperabilidad de la ley innata, en el campo innato, para mantener TODAS las complejidades de los seres vivos organizados a fin de mantenerlos vivos si es posible según las leyes universales.

Ajuste vertebral y ajuste quiropráctico: Un ajuste vertebral es la corrección de una subluxación vertebral ocasionada por el proceso de adaptación de información/F por la ley innata de los seres vivos. Un ajuste quiropráctico es la aplicación de un empuje de ajuste por parte de un quiropráctico, en el lugar específico de una subluxación vertebral, con el propósito de que la ley innata adapte esta información/F específica educada para procesar un ajuste vertebral.

Asimilación (signo de vida): La capacidad de un organismo vivo de incorporar a su cuerpo materiales alimentarios en forma selectiva y hacerlos parte de sí mismo de acuerdo con un programa sistemático proyectado por una inteligencia universal.

Campo innato: El campo innato (también llamado cerebro innato) es:

> a) Aquel aspecto del organismo vivo utilizado por la ley innata de los seres vivos, que actúa como un sistema operativo donde adaptar y ensamblar la información/F,

> b) Aquel aspecto de un organismo vivo controlado por la ley innata de los seres vivos, que actúa como un sistema operativo donde se unen los impulsos innatos, rayos innatos u ondas innatas, impulsos tróficos y los impulsos sensoriales.

Dr. Claude Lessard

Caracterización: La construcción de códigos específicos por parte del principio universal, que organiza la información/fuerza universal a los efectos de mantener la energía/materia en existencia; es también la reconstrucción (modificada por la energía/materia viva) de códigos específicos por la ley innata de los seres vivos que adaptan la información/fuerza universal a la información/fuerza innata.

Cerebro educado: La parte del cerebro utilizada por la ley innata de los seres vivos, como órgano, para la razón, voluntad, memoria, educación y las funciones voluntarias.

Cerebro físico: Aquella parte del sistema nervioso central utilizada por la ley innata de los seres vivos como órgano, para centralizar impulsos innatos que serán conducidos a través de los nervios para distribuirlos a todas las partes del cuerpo para la coordinación de acciones. Es también el órgano de adaptación que incluye las facultades de la memoria, voluntad y la razón.

Codificación: La asignación de caracteres específicos para identificar un sistema de comunicación específico, que se programa para construir un mensaje.

Computación: La operación de un sistema informático. Es el procesamiento de datos de un sistema informático que utiliza un programa de software.

Control educado: También conocido como mente educada, es la actividad de la ley innata de los seres vivos en el cerebro educado como órgano. La resultante de esta actividad son impulsos educados, tales como los pensamientos, razonamiento, voluntad, la memoria, etc... La ley innata de los seres vivos controla las funciones de los sistemas voluntarios por medio del cerebro educado. Los impulsos educados son impulsos innatos modificados que han pasado a través del cerebro educado y en su mayoría son para la adaptación a cosas externas al cuerpo.

Control innato: También llamada mente innata, es la actividad de la ley innata en el campo innato. Es la introducción de la información/F instructiva innata, como gobernabilidad, en la E/materia por medio del campo innato del cuerpo de los seres vivientes para mantener viva la materia corporal dentro de los límites de adaptación (Prin. 21, 24).

Crecimiento (signo de vida): La habilidad de un organismo vivo para expandirse, de acuerdo con la programación inteligente para madurar en tamaño, y es dependiente del poder de asimilación.

Decodificación: Convertir un mensaje codificado en un lenguaje inteligible, y que sea comprensible.

Enfermedad y Des-armonía: Enfermedad es un término que usan los médicos para dolencia. Para ellos es una entidad y merece un nombre, de ahí surge el diagnóstico. Des-armonía es un término quiropráctico que significa no tener armonía, o falta de armonía. Es la falta de entidad. Es una condición de la energía/materia cuando carece de la apropiada armonía. Armonía es la entidad, y Des-armonía es su carencia.

E/materia: Este término significa energía-materia. Puesto que $E=mc^2$, energía y materia son intercambiables; energía es simplemente una configuración diferente (propiedades) de electrones, protones y neutrones con velocidades (actividades) que varían. Ej. El agua tiene 2 moléculas de hidrógeno y 1 molécula de oxígeno, sea que esté en estado líquido, de hielo o de vapor. Depende del movimiento de sus elementos básicos. Es un término que nos recuerda que la energía y la materia son intercambiables según la fórmula $E=mc^2$, o que la materia está compuesta por electrones, protones y neutrones configurados con una velocidad inferior al cuadrado de la velocidad de la luz.

E/materia: Energía/materia son electrones, protones y neutrones configurados a velocidades específicas en el tiempo.

Energía: Electrones, protones y neutrones configurados a la velocidad de la luz al cuadrado ($E=mc^2$).

Existencia: El movimiento continuo de partículas elementales de E/materia.

Explicación difícil de variar: Una explicación difícil de variar, en la quiropráctica, es una explicación que provee detalles específicos sobre los principios de su ciencia básica, que se ajustan a ella en forma tan estrecha que resulta imposible cambiar cualquier detalle sin afectar el todo. En el caso de la quiropráctica, los principios de su ciencia básica son la explicación difícil de variar de la quiropráctica.

Flujo: La acción de algo moviéndose en una corriente continua constante. En el cuerpo, el movimiento continuo y pausado de información/F de un lugar a otro.

Hechos contrafácticos: Son hechos no referidos a lo que es "real", sino sobre lo que es posible o no posible. Por ejemplo, los manuscritos del Mar Muerto existen "ocultos" en algún lugar de nuestro planeta. Esto es una propiedad física de esos rollos, ya que realmente existen. El hecho de que podría ser posible leer las palabras de esos manuscritos es una propiedad contrafáctica, más allá de que los rollos puedan encontrarse alguna vez. Aún así, que esas palabras pudieran leerse seguiría siendo cierto.

Impresión: Es la información/fuerza codificada por la ley innata como impulsos tróficos, basados en la complejidad de la célula del tejido, en lo que concierne a su integridad y funcionamiento.

Impulso de ajuste: Un impulso de ajuste es una información/fuerza específica, educada y externa, introducida en el lugar de una vértebra subluxada con el objeto de que la ley innata de los seres vivos lleve a cabo una rectificación vertebral.

Impulso educado: La información/fuerza innata a través del cerebro educado, donde es modificado con la calidad que la mente educada pueda brindarle para las funciones voluntarias del cuerpo. Adviértase que el cerebro educado no "controla" nada, excepto que la información/fuerza innata pase por él. La adaptación de la información/fuerza es SIEMPRE y SOLAMENTE a través de la codificación de los impulsos innatos por la ley innata. Cuando los impulsos innatos pasan a través del cerebro educado, "se tiñen" y cambian a impulsos educados de modo que pueda existir acción consciente.

Impulso innato: También llamado impulso mental, es unidad de información/F dada a una parte específica del cuerpo para una función específica para la coordinación de actividades. Una instrucción específica dada a una parte del cuerpo para la coordinación de actividades, para el momento presente.

Impulso trófico: Información/F caracterizada por la ley innata que proporciona información específica de retroalimentación del estado metabólico y coordinativo de una célula del tejido. Un impulso trófico se transmite por medio de los nervios aferentes desde la célula del tejido a la célula cerebral para la coordinación de actividades. No debe confundirse con los nervios sensoriales.

Inteligencia universal: La CAUSA fundamental en quiropráctica. Filosóficamente, es la capacidad del principio universal de organización de organizar toda la información/F infinita, en el campo universal para aportar las propiedades y las acciones de toda E/materia que la mantiene en existencia (Prin. 1). Es la causa de organización debido al hecho de que la organización denota inteligencia.

Información/F: Información/fuerza son instrucciones computadas y codificadas para configurar electrones, protones, neutrones y sus velocidades.

Información/F innata: También llamada fuerza innata, es información/fuerza universal adaptada por la ley innata de los seres vivos y codificada para su uso en el cuerpo. Se ensambla para un proceso funcional dinámico para hacer que las células del tejido funcionen, o para ofrecer resistencia al medio ambiente.

Dr. Claude Lessard

Se transmite por conducción nerviosa desde el cerebro a la célula del tejido y se llama impulso innato cuando impele partes del cuerpo para la acción coordinada; se la llama impulso educado para acciones voluntarias; se la llama impulso trófico cuando existe retroalimentación desde el estado y funciones de las partes del cuerpo al cerebro; cuando se irradia desde adentro de todas las células del cuerpo para el metabolismo se la llama rayo/onda innata; y se la llama impulso sensorial cuando es transmitida por el nervio sensorial desde los órganos de los sentidos al cerebro para adaptación al medio ambiente. Es constructiva hacia la E/materia estructural (Prin. 26). La quiropráctica aborda SOLAMENTE el impulso innato. La quiropráctica NO aborda el impulso educado, el impulso trófico o el rayo/onda innata.

Información/F universal: Información/F organizada por el principio universal de organización, que se manifiesta por leyes físicas; otorga propiedades y acciones a toda E/materia que la mantiene en existencia; es deconstructiva respecto de E/materia estructural (Prin. 26).

Información/fuerza educada: La información/fuerza educada es información/ fuerza innata que ha sido modificada por la mente educada para funciones voluntarias. En realidad, se trata de un impulso educado.

Información/fuerza educada externa: Una información/fuerza educada externa es una información/fuerza innata que ha sido modificada en forma voluntaria por la inteligencia educada con un nuevo carácter educado para una acción voluntaria con un propósito definido. Ej: un ajuste.

Información/F invasiva: Información/F universal que actúa con máxima efectividad sobre el tejido a pesar de la resistencia innata del cuerpo, o en casos donde la resistencia del cuerpo disminuye.

Información/F penetrativa: Información/F invasiva que actúa con toda fuerza atacando al cuerpo y que tiene efecto sobre el tejido a pesar de la resistencia innata del cuerpo.

Información/F resistiva: Información/F innata interna que se opone a la información/F invasiva o penetrativa. No se la llama información/F resistiva a menos que sea de ese carácter. Es necesaria para mantener TODA la información/F en equilibrio dentro del cuerpo.

Inforuns: Inforuns (también llamados foruns) son unidades de información/ fuerza no discreta continuamente organizadas por el principio universal de organización que confiere propiedades y acciones a toda la E/materia a efectos de mantenerla en existencia (Prin. 1, 8). Los Inforuns deben ser adaptados por la ley innata de los seres vivos y construidos en impulsos innatos para la coordinación de actividades de todas las partes del cuerpo, o en rayos/ondas innatas para el metabolismo celular a efectos de mantener viva la E/materia (Prin. 21, 23).

Instanciación: El acto de producir una aplicación específica de un principio. Se trata de un proceso para deducir un anuncio individual a partir de un principio general; la representación de una idea en la forma de un ejemplo de esa idea.

Inteligencia educada: La capacidad que tiene el cerebro educado para funcionar. Comienza en 0% al nacer y alcanza su límite máximo en la muerte (ya que no seguirá desarrollándose).

Interoperabilidad: Una característica de la ley innata en el campo innato que adapta información/F, cuya interfaz se entiende que opera con TODOS los sistemas del cuerpo, ahora o en el futuro, momento a momento, ya sea en la implementación o el acceso.

Ley innata de los seres vivos: La ley innata de los seres vivos (también llamada inteligencia innata) es el principio organizador innato que gobierna el cuerpo de un ser vivo mediante la adaptación para mantenerlo vivo, solamente si es posible de acuerdo con las leyes universales. Es la continuación esencial del principio universal de organización que se expresa mediante la E/materia viviente manteniéndola viva en múltiples niveles de una compleja organización que implementa diseño, programación, autocorrección, ajustabilidad y adaptación a efectores internos y externos.

Materia: Electrones, protones y neutrones configurados a menos de la velocidad de la luz al cuadrado.

Misión de la profesión quiropráctica: La misión de la profesión quiropráctica es la tarea específica de aumentar la conciencia acerca de los valores UNIVERSALES de la quiropráctica para TODOS mediante la educación y la práctica del objetivo quiropráctico.

Modificador: Un cambio leve que transforma un código específico por medio del control educado que manifiesta impulsos innatos en impulsos educados para funciones voluntarias.

Momentum: La posesión de movimiento que se compone de la masa de E/materia que se mueve, y de su velocidad. En quiropráctica, momentum son las frecuencias activas de movimiento de la E/materia transmisora (neurotransmisores) dentro del cuerpo vertebrado. Masa x Velocidad=Momentum. Momentum también está sujeto a interferencia al ser transferido de un elemento de información/F a otro por subluxaciones vertebrales. El momentum total de E/materia del cuerpo vivo es siempre conservado.

Nervio aferente: El nervio transmisor de impulsos tróficos del tejido receptor a la célula cerebral de procesamiento central para la coordinación de actividades. Es la ruta de retroalimentación de la información/fuerza desde la célula del tejido a la célula cerebral. No confundir con nervios sensoriales, que transmiten impulsos sensoriales desde los órganos de los sentidos al cerebro físico.

Nervio eferente: El nervio transmisor de lo impulsos innatos desde la célula cerebral de procesamiento central a la célula del tejido receptor. Es la ruta de la información/fuerza innata, conducida desde la célula cerebral a la célula del tejido.

Nervio motor: El nervio transmisor de impulsos educados (impulsos innatos modificados) de la célula cerebral del cerebro procesador central a la célula del tejido receptor. Es la ruta de las funciones educadas desde la célula cerebral a la célula del tejido para las acciones voluntarias.

Nervio sensorial: Es el nervio transmisor de los impulsos sensoriales desde el sensor de la célula del tejido perceptible al procesador de la célula cerebral. Es la ruta de las funciones sensoriales especiales a partir de las impresiones externas detectadas por un sensor de la célula del tejido a un procesador para adaptarse al medio ambiente. No debe confundirse con los nervios aferentes utilizados como retroalimentación para la coordinación de actividades.

Objetivo quiropráctico: El objetivo quiropráctico es ubicar, analizar y facilitar la corrección de subluxaciones vertebrales para la transmisión normal de los impulsos innatos del cuerpo. ¡PUNTO! El objetivo quiropráctico se deriva directamente de los treinta y tres principios de la ciencia básica de la quiropráctica.

Principio: Una verdad universal que es la base de las leyes universales.

Principio universal de organización: Principio fundamental (premisa mayor) de la ciencia básica de la quiropráctica intrínseca a toda E/materia. El principio universal de organización está organizando en forma permanente toda la E/materia que confiere propiedades y acciones a toda E/materia a efectos de mantenerla en existencia. Es la condición inicial de la ciencia básica de la quiropráctica que organiza la E/materia y la mantiene en existencia.

Propósito de la Quiropráctica: El propósito de la quiropráctica es restaurar el momentum de la transmisión de los impulsos innatos al ubicar, analizar y facilitar la corrección de subluxaciones vertebrales.

Quiropráctico: Persona que conoce la ciencia, el arte y la filosofía de la quiropráctica y sabe cómo ajustar las vértebras subluxadas al colocar en aposición los procesos articulares de la columna vertebral.[2]

Quiropráctico objetivo (OC): Un quiropráctico objetivo (OC) es QUIEN elige practicar EXCLUSIVAMENTE el objetivo quiropráctico, y solamente eso.

Rayo/onda innata: Una unidad de información/F para una célula específica del tejido y mantenerlo metabólicamente sano y vivo durante una unidad específica de tiempo dentro de las limitaciones de la E/materia.

Significado Quiropráctico de la Existencia: Es la expresión del principio universal de organización a través de TODA energía/materia, viviente y no viviente.

Veneno: Toda sustancia introducida o producida dentro del cuerpo vivo, que la ley innata de los seres vivos no puede metabolizar.

Viabilidad: La capacidad de vivir que tiene la E/materia.

Vibración: Movimiento de una célula del tejido que realiza su función.

Visión del quiropráctico: La visión del quiropráctico es asegurar la disponibilidad de la atención quiropráctica a TODOS, ahora y siempre.

Vitalidad: La solidez o integridad de una célula del tejido. Es la cualidad de vida de una célula.

---

[2] Palmer, B.J., "The Science of Chiropractic, Its Principles and Philosophies" 4th edition, Davenport, IA: The Palmer School of Chiropractic – Chiropractic Fountain Head (1920) p.12

INTRODUCCIÓN

ART. 1. PRECISIONES

El conocimiento quiropráctico contenido dentro de las páginas de estos volúmenes ha sido escrito para el estudiante quiropráctico. Es la obra nueva y recontextualizada de los esfuerzos iniciados en 1895. Reconoce las raíces originales de la quiropráctica y refuerza lo establecido por quien la descubrió, D.D. Palmer y por quien la desarrolló, B.J. Palmer, en el sentido de que la quiropráctica es única, separada y bien diferenciada de todo lo demás, y es inclusiva con respecto a todos. También reconoce que la quiropráctica facilita la corrección de las subluxaciones vertebrales para una transmisión normal de los impulsos innatos conducidos en todo el sistema nervioso, que es el objetivo quiropráctico. El objetivo quiropráctico satisface el principio de coordinación. Al restaurar la transmisión de los impulsos innatos, la quiropráctica elimina la causa que vulnera el principio de coordinación. También reconoce el axioma "no podemos dar lo que no tenemos". El que no tiene nada para dar, no puede dar nada.

ART. 2. LA QUIROPRÁCTICA DEFINIDA

"La quiropráctica es una filosofía, ciencia y arte de las cosas naturales; un sistema para ajustar los segmentos de la columna vertebral solamente con las manos, para la corrección de la DES-ARMONÍA."[3]

"La quiropráctica es la filosofía natural de la vida y la salud, y el arte y la ciencia de ubicar, analizar y corregir de manera apropiada las subluxaciones vertebrales de acuerdo con dicha filosofía."[4]

"La quiropráctica es una filosofía, arte y ciencia comprometida con la restauración y mantenimiento de la salud."[5]

"La quiropráctica es la filosofía, la ciencia y el arte de ubicar, analizar y corregir específicamente las subluxaciones vertebrales de acuerdo con los principios de su ciencia básica."[6]

La primera definición limita a la quiropráctica al ajuste "solamente con las manos". La segunda definición es "de acuerdo con la filosofía", que está en permanente crecimiento, evolución y desarrollo, por lo tanto, destinada a cambiar. La tercera definición es "comprometida con la restauración y mantenimiento de la salud", lo que ocurre solamente algunas veces, y está limitada a una fracción de la experiencia humana, específicamente la salud.

La última definición es por lejos la más apropiada para la recontextualización de la quiropráctica en la década de 2020. Expresa con simplicidad y precisión lo que es exactamente la quiropráctica. Se basa en el sometimiento a prueba y verificación de la inmutabilidad de la mayoría de los principios de la ciencia básica de la quiropráctica. Nos hallamos entonces ante una definición de la quiropráctica que es difícil de variar. Esta definición de la quiropráctica llega a la conclusión de que la quiropráctica es única y de que el objetivo de la quiropráctica se basa en los principios exactos y precisos de la ciencia básica de la quiropráctica. Traza con clarísima certeza la práctica de la quiropráctica, la aplicación de estos principios establecidos para la restauración de la transmisión de impulsos innatos por medio de la corrección de

---

3 Stephenson, R.W. "Chiropractic Text Book" (Vol. XIV) Davenport, IA: The Palmer School of Chiropractic (1948) p. xiii

4 Gold, Reginald. Sherman College Course Philosophy 801 Notes, Spartanburg, SC (1976) p. 5

5 Gelardi, Thom. "Sherman College of Chiropractic 76-78 Catalog" Spartanburg, SC: Sherman College of Chiropractic (1976) p. 12

6 Lessard, Claude. "Timed Out: Chiropractic." Publicación propia, Claude Lessard D.C. (2022)

las subluxaciones vertebrales. El objetivo quiropráctico se alcanza cada vez que se realiza un chequeo quiropráctico específico preliminar y cuando la interferencia con la transmisión de impulsos innatos ha sido eliminada por la ley innata de los seres vivos (por medio de la corrección de la subluxación vertebral) y se verifica con una comprobación específica posterior. De este modo se restablece –dentro de las limitaciones de la E/materia– la transmisión del momentum de los impulsos innatos desde su ingreso hasta su salida. También incluye los tres aspectos de la quiropráctica, nada más y nada menos. Ninguna otra cosa.

A lo largo del texto, el estudiante encontrará amplias oportunidades de verificar o denegar la exactitud de esta definición recontextualizada de la quiropráctica.

ART. 3. CIENCIA, ARTE Y FILOSOFÍA

Esos tres aspectos se dan por descontados en los debates actuales dentro de los programas de quiropráctica. A lo largo de las décadas se ha desarrollado una variedad de técnicas. Queda claro que la porción de arte de la quiropráctica ha evolucionado durante el pasado siglo en cuanto al análisis y técnicas de ajuste. La comprensión de la filosofía ha evolucionado a partir de un modelo terapéutico (que los enfermos mejoren) hacia un modelo no terapéutico (ubicación, análisis y corrección de subluxaciones vertebrales para restaurar la transmisión normal de impulsos innatos exclusivamente). El tercer componente de la quiropráctica, ciencia, no fue tan bien definido y desarrollado hasta 2017, cuando se publicó Una nueva mirada a la ciencia básica de la quiropráctica. Los 33 principios demostraron no ser conceptos filosóficos sino principios científicos mensurables y verificables. Los 33 principios fueron entonces reclasificados dentro del tronco fundacional del componente de la ciencia básica de la quiropráctica. En 2022 se publicó otro libro titulado *Quiropráctica Reseteada*, en el que se demostró y se aclaró que la ciencia básica de la quiropráctica es definitivamente el eslabón de enlace entre la filosofía y el arte. Los principios de la ciencia básica de la quiropráctica se convierten en un Sistema de Principios Guía (GPS) para mantener al quiropráctico en el rumbo correcto, a efectos de practicar exclusivamente el objetivo quiropráctico, a través de la corrección de los errores, lo que B.J. Palmer llamó "revisar nuestros traspiés".

La filosofía quiropráctica da una explicación de la quiropráctica que es difícil de variar, basada en los principios de la ciencia básica de la quiropráctica. Como no podemos dar lo que no tenemos, podemos usar esos principios por analogía. Podemos construir computadoras para el procesamiento de datos que son una copia del cuerpo humano, que en verdad es una súper computadora para el procesamiento de datos, que incluye un 100% de software innato perfecto. Los seres humanos usan el cuerpo de la misma forma que usan diversos dispositivos para trasladar sus intenciones de un lado a otro. Por ejemplo, teléfonos celulares y laptops para comunicarse con otras personas, casas para vivir, automóviles para movernos entre una ciudad y otra, aviones para ir de un continente a otro, y lo mismo con ejemplos similares. Todo el movimiento de información está sujeto a una interferencia de código (señal) que puede ocasionar un cambio de momentum y coherencia en la transmisión, alterando de esa forma las comunicaciones. Cada modo de comunicación en uso es una expresión intelectual o física del ser humano y debe mantenerse libre de interferencia a efectos de funcionar como se desea. Es responsabilidad de los seres humanos mantener sus dispositivos libres de interferencia de señal en código para expresarse mejor, y eso incluye el cuerpo como súper computadora para el procesamiento de datos. Con respecto al dispositivo llamado cuerpo humano, una interferencia llamada subluxación vertebral vulnera el principio de coordinación de las acciones. Por supuesto, siempre debemos tener en cuenta que el cuerpo humano pertenece al Reino Animal, y que somos mucho más que los animales. El cuerpo humano, como dispositivo biológico para el procesamiento de datos, pertenece a la Organización de la

Teoría de Sistemas, y debemos recordar que somos mucho más que las computadoras. Esta aclaración se irá desarrollando en su totalidad durante este curso a medida que exploramos la inteligencia educada del cerebro humano.

La definición de quiropráctica establece que es "la filosofía, la ciencia y el arte de ubicar, analizar y corregir en forma apropiada la subluxación vertebral de acuerdo con los principios de su ciencia básica." Esto quiere decir sencillamente QUÉ es la quiropráctica, CÓMO se aplica y practica, y POR QUÉ. La ciencia nos dice QUÉ es. El arte nos dice CÓMO se practica. La filosofía nos dice POR QUÉ la quiropráctica hace lo que hace y la forma en que lo hace. En el mismo sentido, es la ciencia que informa la filosofía. Los principios inmutables de la ciencia básica de la quiropráctica orientan la explicación de la quiropráctica que es difícil de variar y la unen al arte incluyendo su objetivo práctico concluyente.

ART. 4. CIENCIA

Hay un aspecto de la quiropráctica, crucial para la comprensión de la misma, que ha estado desatendido hasta ahora. Es el aspecto de la ciencia de la quiropráctica. Esto en parte se debe al haber clasificado los 33 principios quiroprácticos a la luz del aspecto de la filosofía quiropráctica. Se los pensó como conceptos filosóficos, cuando en realidad tales principios de la quiropráctica son científicamente mensurables y verificables. Son un hecho real y se los puede emplear para predecir la corrección de subluxaciones vertebrales, de ser posible, dentro de las limitaciones de la E/materia.

El diccionario Merriam-Webster define *ciencia* como:

> **1.** El estado del conocimiento: conocimiento según se lo diferencia de la ignorancia y la falta de comprensión.
>
> **2.** Un departamento del conocimiento sistematizado como objeto de estudio.
>
> **3.** El conocimiento o un sistema de conocimiento que cubre verdades universales o la acción de leyes generales, obtenidas y medidas especialmente a través del método científico.
>
> **4.** Un sistema o método de conciliar fines prácticos con leyes científicas.

La ciencia básica de la quiropráctica consta de 33 principios que se pueden aplicar para ubicar, analizar y facilitar la corrección de subluxaciones vertebrales (ver Art. 23). Esos principios son mensurables y verificables, y en definitiva determinan con exactitud el objetivo quiropráctico. Los principios quiroprácticos comprenden "un sistema de conocimiento que abarca verdades generales". Pertenecen a "un departamento de conocimiento sistematizado como objeto de estudio." Los principios de la ciencia básica de la quiropráctica se convierten en "un sistema o método que concilia fines prácticos con leyes científicas". Esto quedará completamente demostrado a lo largo del presente trabajo con el conocimiento actual del que disponemos en la década de 2020. Este trabajo también identificará el vínculo entre la filosofía quiropráctica y el arte de la quiropráctica como principios de la ciencia básica de la quiropráctica.

ART. 5. ARTE

El diccionario Merriam-Webster define *arte* como:

1. Habilidad adquirida por la experiencia, el estudio, o la observación.

2. Una rama del aprendizaje: una de las humanidades.

3. Una ocupación que requiere conocimiento o habilidad.

4. La habilidad consciente de la imaginación creativa.

El arte de la quiropráctica se compone de habilidades en técnicas de análisis y ajuste, que requieren en su mayoría horas de estudio, aprendizaje y práctica. También incluye habilidades de comunicación. El arte de comunicar el objetivo quiropráctico, y la ubicación, análisis y facilitación de la corrección de subluxaciones vertebrales se basa en "el empleo consciente de la habilidad e imaginación creativa" que el quiropráctico ha desarrollado con el tiempo desde los estudios en el aula, la residencia como interno en pabellones de quiropráctica, y los programas externos.

ART. 6. FILOSOFÍA

El diccionario Merriam-Webster define *filosofía* como:

1a: Todo aprendizaje exclusivo de preceptos técnicos y artes prácticas.

1b: Una disciplina que comprende como lógica principal, estética, ética, metafísica y epistemología.

2a: La búsqueda de la sabiduría.

2b: Una búsqueda de una comprensión general de valores y de la realidad por medios principalmente especulativos por sobre la observación.

2c: Un análisis de los argumentos y conceptos que expresan creencias fundamentales.

3a: Un sistema de conceptos filosóficos.

3b: Una teoría subyacente respecto de una esfera de actividad o pensamiento.

4: Las creencias, conceptos y actitudes básicas de un individuo o de un grupo.

Literalmente filosofía es el amor a la sabiduría. En su sentido más estricto, es casi equivalente a la metafísica. Es "un análisis de los argumentos y conceptos que expresan creencias fundamentales".

En una aplicación más general, filosofía denota una "disciplina que comprende en su esencia, lógica, estética, ética, metafísica, y epistemología… un sistema troncal de conceptos filosóficos", por lo general con la implicancia de una aplicación práctica.

ART. 7. FILOSOFÍA QUIROPRÁCTICA

Filosofía quiropráctica es "un sistema de conceptos filosóficos (y/o una teoría) respecto de una esfera de actividad y pensamiento" que da una explicación acerca de por qué existe la quiropráctica. Puesto en términos simples, responde "por qué" la quiropráctica hace lo que hace y la forma en que lo hace. Se ocupa de todos los estudios de la quiropráctica apoyados en su ciencia básica y en la ciencia aplicada. La filosofía quiropráctica sugiere explicaciones que son difíciles de variar y transmite su paquete de conocimiento para beneficio de todos. La filosofía quiropráctica es portadora de la antorcha donde la llama de la quiropráctica pasa de mano en mano para iluminar el mundo. El punto de partida de la filosofía quiropráctica, como veremos más adelante, es la ley innata de los seres vivos que mantiene vivo al cuerpo, todo lo posible sin quebrantar una ley universal. La filosofía quiropráctica se ocupa de la actividad y pensamiento de los sistemas vivos.

ART. 8. LA QUIROPRÁCTICA ES UNA CIENCIA DEDUCTIVA

La quiropráctica es una ciencia radical que consta de un principio universal que explica leyes científicas empleadas para construir una plataforma sólida, el lecho pétreo sobre el que se puede apoyar la quiropráctica. Apunta a restaurar la transmisión de información/F innata conducida. Elimina la interferencia a los transmisores de impulsos innatos para satisfacer el principio de coordinación. La quiropráctica es una ciencia radical por lo tanto no se ocupa de los efectos; a la quiropráctica solamente le importa la causa. El punto de partida de la ciencia básica de la quiropráctica es su principio fundamental (premisa mayor) tomado a partir de observaciones verificadas científicamente. Este principio original es una afirmación a priori. Es la condición inicial de la ciencia básica de la quiropráctica. A partir del Principio 1, aplicamos razonamiento deductivo para formular una sucesión de principios menores subsiguientes, axiomas, que finalmente revelan el objetivo quiropráctico, que es el punto final de la quiropráctica. La quiropráctica es una necesidad humana que incluye a todos sin excepción.

La quiropráctica es una ciencia deductiva. Las deducciones se basan en un principio inicial de que el universo en su totalidad está organizado. Este principio se denomina principio universal de organización. Se deriva de observaciones y ha sido verificado como verdad universal. De la filosofía quiropráctica reconocemos y entendemos que la organización sugiere inteligencia. El principio universal de organización fue proyectado, construido y programado por una inteligencia universal de manera que toda la E/materia se mantenga en existencia. Por lo tanto, las deducciones se basan además en una condición inicial de que ¡la existencia es organizada e inteligente!

Hay siete características de la ciencia básica de la quiropráctica:

1. La quiropráctica es única, vital e importante para todas las personas, sin distinción de sus valores personales y de sus creencias.

2. La quiropráctica consta de un paquete de conocimiento sistemáticamente organizado que forma su ciencia básica (33 principios). La mayoría de los principios son inmutables y llegan a la conclusión de un objetivo absolutamente irrefutable.

3. La quiropráctica es un método experimental que aplica los 33 principios a la práctica del objetivo quiropráctico.

4. La quiropráctica es reproducible al facilitar la corrección de las subluxaciones vertebrales.

5. Los principios quiroprácticos son verificables por medio del objetivo quiropráctico.

6. La quiropráctica realiza predicciones específicas a partir de su ciencia básica para alcanzar el objetivo quiropráctico por medio de su ciencia aplicada.

7. La quiropráctica se concentra en seres naturales, es decir células, órganos, sistemas funcionales, y cuerpos vertebrados vivos.

Las teorías e hipótesis de la quiropráctica se basan en deducciones probadas a partir del principio fundamental inicial de su ciencia básica. Las mismas serán desarrolladas con mayor profundidad y serán los tópicos clave de estos cuatro volúmenes.

Mantener toda la E/materia en existencia a través de un principio universal de organización que confiere todas sus propiedades y acciones es inspirador y sorprendente. En especial si consideramos que es posible que la E/materia tenga múltiples niveles de organización estructural que aumenta en complejidad hacia la E/materia viva y pensante. La trayectoria universal se mueve desde la E/materia condensada a estados de E/materia más y más complejos y sumamente organizados, hasta alcanzar signos manifiestos de vida, como la E/materia viviente.

Este principio de organización está ulteriormente proyectado, desarrollado, construido, y programado por una inteligencia universal en una ley innata de los seres vivos. La función de la ley innata es adaptar la información/F universal y la E/materia viviente para uso en el cuerpo a fin de mantenerlo vivo durante un período de la vida sin quebrantar una ley universal.

Nota al estudiante: No importa cuánta inspiración suscite o despierte, es importante no caracterizar y asignar esta inteligencia universal a la divinidad. La divinidad pertenece al estudio de la teología. Deísmo y teísmo no son quiropráctica. La quiropráctica es una filosofía, una ciencia y un arte. La quiropráctica no es una religión. Esta inteligencia universal no ha creado ni crea energía, materia, o información de la nada. Esta inteligencia universal ha proyectado, desarrollado y programado un principio universal que organiza cada porción de la realidad que ya existía para mantenerla en existencia. Con respecto a la E/materia viviente, esta inteligencia universal ha modificado, diseñado y programado con mayor profundidad este principio universal en la ley innata de los seres vivos que adapta la información/F y la E/materia para uso en el cuerpo. La creación, el big bang, la selección natural, la evolución, el misticismo, la ontología, el antropomorfismo, el deísmo, el teísmo, la divinidad, la espiritualidad, la religión, las ciencias ocultas y Dios están todos fuera y más allá del ámbito de la filosofía, la ciencia y el arte quiroprácticos. Por esta razón, como hemos mencionado, la quiropráctica está disponible para todos más allá de sus valores personales o creencias.

ART. 9. TERMINOLOGÍA – VOCABULARIO

La quiropráctica está separada y es diferente de todo lo demás. La quiropráctica tiene su propia terminología y un vocabulario único que sirve para comunicar su filosofía, ciencia y arte. Es importante que el vocabulario de la quiropráctica aclare los significados exactos de las intenciones y aplicaciones de los principios de su ciencia básica. Toda conversación sobre su filosofía, ciencia o arte requiere haber acordado los términos para transmitir y diseminar la explicación de la quiropráctica, difícil de variar. Este vocabulario se entrega a lo largo del texto y se lo puede tomar como referencia en el glosario.

ART. 10. RAZONAMIENTO INDUCTIVO

La lógica inductiva es un tipo de razonamiento que llega a una conclusión general a partir de una serie de observaciones específicas. Por definición, el razonamiento inductivo, o inducción, es hacer una inferencia basada en una observación, muchas veces una muestra. Es un movimiento a partir de lo específico a lo general, de la parte hacia el todo. Es la lógica del razonamiento de la ciencia empírica. Es a posteriori, que significa inductivo, comparado con a-priori, que significa deductivo. El razonamiento inductivo es más una síntesis. "Razona que el todo es como cualquiera de sus partes, la conclusión se basa en un número representativo de partes, que van de lo específico a lo general".[7] El razonamiento inductivo es, a veces, empleado en quiropráctica por medio de observaciones. Por ejemplo, en el Art. 8, suponemos teleológicamente, por medio de la observación, que la organización denota inteligencia. Explicamos la existencia de una inteligencia universal por medio de su función en lugar de su causa. Por lo tanto, podemos afirmar que una inteligencia universal existe, que ha proyectado, desarrollado, construido y programado el principio universal de organización para mantener cada porción de E/materia en existencia. Esta inducción del supuesto es la condición inicial que comprende el principio fundamental como punto de partida de la ciencia básica de la quiropráctica.

---

[7] Stephenson, "Chiropractic Text Book" p. xviii

Dr. Claude Lessard

CUESTIONARIO DE REVISIÓN, ARTÍCULOS 2-10

1. Dar la definición de quiropráctica según se la emplea en el presente manual recontextualizado.

2. ¿Por qué es la mejor definición para el 2022?

3. ¿Por qué la quiropráctica no se limita solamente a los seres humanos?

4. ¿Qué es el arte de la quiropráctica?

5. ¿Qué es la ciencia básica de la quiropráctica?

6. ¿Qué es la ciencia aplicada de la quiropráctica?

7. ¿Qué es la filosofía quiropráctica?

8. ¿Por qué la definición de quiropráctica está de acuerdo con los principios de su ciencia básica?

9. ¿Cuál es la base inicial de la quiropráctica?

10. ¿Por qué la quiropráctica es una ciencia radical?

11. ¿Cuál es el punto de partida y el punto final de la quiropráctica?

12. ¿Qué es el razonamiento inductivo?

13. ¿Por qué el razonamiento deductivo es el que mejor le va a la quiropráctica?

14. ¿Por qué es importante no asignar a la inteligencia características divinas?

15. ¿Por qué la quiropráctica requiere su propio vocabulario?

ART. 11. LABORATORIO

El diccionario Merriam-Webster define *laboratorio* como:

> **1a:** Un lugar equipado para el estudio experimental en una ciencia o para ensayo y análisis; un lugar que ofrece oportunidad de experimentación, observación o práctica en un campo de estudio.

> **1b:** Un lugar para pruebas, experimentación, o práctica.

De acuerdo con la investigación de Stephenson, en 1927 Webster estableció que un laboratorio era… "Un lugar dedicado al estudio experimental en cualquier rama de las ciencias naturales, o la aplicación de principios científicos en ensayos y análisis…" Un laboratorio sirve al razonamiento inductivo ya que se observan partes que construyen el todo. Las observaciones pueden llevar a probar o refutar ciertos principios. La quiropráctica emplea observaciones de laboratorio por momentos, como vamos a ver durante nuestro estudio de algunos de los principios quiroprácticos. En la medida en que la quiropráctica no emplea con frecuencia el razonamiento inductivo, algunas conclusiones a las que se ha arribado para verificar ciertos principios se basan en una síntesis de observaciones sobre las que luego se argumentará por medio del razonamiento deductivo al avanzar en el estudio de la quiropráctica. Los hallazgos de laboratorio presentan hechos que suelen resultar útiles para verificar ciertos principios quiroprácticos. La quiropráctica se puede construir sobre un sólido lecho pétreo a priori en tanto la condición inicial de un principio supuesto se base en la razón y verificación científica. Algunos hechos obtenidos mediante trabajo de laboratorio se pueden aplicar luego para verificar o refutar principios quiroprácticos.

ART. 12. DEDUCCIÓN

El diccionario Merriam-Webster define *deducción* como:

> **1a:** El acto de quitar algo.

> **1b:** Algo que es o puede ser sustraído.

> **2a:** La derivación de una conclusión por razonamiento; una inferencia en la que la conclusión sobre lo particular sigue necesariamente a partir de una premisa general o universal.

> **2b:** Una conclusión a la que se arriba por deducción lógica.

La quiropráctica supone una condición inicial en forma de un principio universal fundamental que organiza cada porción de E/materia a efectos de mantenerla en existencia. Esta suposición inicial ha sido científicamente demostrada por medio de experimentos de laboratorio, que un principio universal de organización gobierna toda la E/materia. La organización demuestra inteligencia. La organización es una de las funciones de la inteligencia. El supuesto inicial es que el mantenimiento de la existencia es inteligente. Cada pensamiento particular derivado de ese principio inicial, que es exhaustivamente analizado, es verificable, solamente si el principio fundamental es verdadero. Si el principio fundamental es verdadero y el razonamiento deductivo es sólido, luego la conclusión será verdadera y se convertirá en la condición final. El razonamiento deductivo también está referido al pensamiento desde arriba hacia abajo. En su aspecto más básico el razonamiento deductivo es extraer conclusiones a partir de un principio general verdadero empleando la lógica racional. Por ejemplo, "Todo individuo es mortal. D.D. Palmer es un individuo. Por lo tanto D.D. Palmer es mortal". En Quiropráctica, el razonamiento deductivo es el método empleado en forma racional y lógica para llegar a la concluir su objetivo.

Esto da lugar a la pregunta, "¿Puede ser falso el razonamiento deductivo?" El razonamiento deductivo puede conducir a una conclusión falsa si una de las premisas es falsa. Como principio general, cuando uno supone que algo es verdadero y luego aparece una contradicción, se puede concluir que la presunción es falsa. Por ejemplo, si uno supone que "Solamente la quiropráctica mejora a las personas enfermas y una persona enferma mejoró hoy, podría concluir que esta persona recibe cuidado quiropráctico." En este ejemplo, la conclusión sería cierta si las dos premisas fuesen ciertas. Sin embargo, la presunción original de que "*Solamente* la quiropráctica mejora a las personas enfermas" no es verdadera. En realidad, la quiropráctica nunca cura a nadie de nada. Solamente el sistema de curación propia del cuerpo cura. Por lo tanto, la conclusión tampoco es verdadera. Si los principios a partir de los cuales deriva la conclusión son verdaderos, luego la conclusión también será verdadera.

La contrapartida es el razonamiento inductivo, muchas veces referido desde abajo hacia arriba. Llega a conclusiones basadas en premisas que no son automáticamente ciertas, pero se cree que lo son. Por ejemplo, si se cree que "Todo quiropráctico que practica el objetivo quiropráctico fue a Sherman College, luego podrá concluirse que solamente los quiroprácticos que fueron a Sherman College practican el objetivo quiropráctico." La presunción no es verdadera y por lo tanto la conclusión no es cierta.

El razonamiento inductivo muchas veces no es verdadero, aun si las premisas originales son ciertas. Por ejemplo, "la quiropráctica a veces hace que las personas enfermas mejoren" es cierto. "Una persona enferma mejoró hoy" es cierto. Por lo tanto, esa persona debe estar bajo cuidado quiropráctico. En este ejemplo, ambas premisas son ciertas pero la conclusión no es necesariamente verdadera. Solamente porque la quiropráctica a veces hace que las personas enfermas mejoren no significa que toda persona enferma que mejore esté recibiendo atención quiropráctica. No hay necesariamente un correlato de que esta persona enferma que hoy mejoró esté recibiendo atención quiropráctica.

Por medio de la deducción de una premisa incorrecta, como por ejemplo "la tierra es plana", se puede derivar una conclusión errónea, "uno puede eventualmente llegar al final de la tierra". No obstante, cuando la conclusión errónea no se verifica por la evidencia, la presunción inicial debe ser cuestionada en cuanto a su validez. Es así como "la quiropráctica hace que las personas enfermas mejoren" fue afirmado por quiroprácticos durante muchos años hasta que Reggie Gold, D.C. vio la oportunidad de corregir un error al aclarar "a veces". Él probó esta hipótesis con mayor profundidad, y hoy en día entendemos que la quiropráctica solamente trata sobre la restauración de la transmisión de información/F innata conducida, y que esto sucede "todo el tiempo" cuando las subluxaciones vertebrales se corrigen. Es el objetivo quiropráctico, que es la conclusión de los 33 principios de la ciencia básica de la quiropráctica, y se basa en razonamiento deductivo y lógica racional. El razonamiento de Reggie refutó la teoría de "la quiropráctica hace que las personas enfermas mejoren", y como resultado estableció que la quiropráctica es no-terapéutica. Esta revisión ilustra la forma en que el razonamiento deductivo, en quiropráctica, es esencial para la corrección del error, y por lo tanto para el avance de la quiropráctica en su conjunto. Cuando la lógica racional en su conjunto demuestra que las deducciones son erróneas, automáticamente se tornan problemáticas y por lo general se las abandona a favor de alternativas.

La inducción también puede ser un medio para llegar a conclusiones. Muchas hipótesis se basan en presunciones y el análisis de conclusiones extraídas de esas premisas puede conducir a nuevos descubrimientos. Por ejemplo, D.D. Palmer llegó a la conclusión de que había hallado la cura de la sordera a partir de lo que había observado y supuesto en 1895. Fue una presunción equivocada. Pruebas posteriores del propio D.D., le permitieron descubrir que "recolocar las vértebras desplazadas mediante el uso de procesos espinales y transversos como palanca hacia su posición normal... para restaurar todas las condiciones morbíficas".[8] A partir de este nuevo descubrimiento, D.D. Palmer construyó una ciencia que estaba destinada a revolucionar todas las actividades humanas.

ART. 13. CLÍNICA

El diccionario Merriam-Webster define *clínica* como:

> **1:** Una clase de instrucciones en la que revisa a los pacientes y se discuten los casos
>
> **2:** La reunión de un grupo dedicado al análisis y solución de problemas concretos o a adquirir habilidades o conocimiento específico
>
> **3a:** Un centro de atención de la salud para pacientes externos
>
> **3b:** Un centro que ofrece servicios profesionales o consulta por lo general a aranceles preferenciales

Clínico, por definición tiene todos los contrastes de pensamiento e introduce el opuesto. Clínica es donde el inmaterialismo ingresa en todo lo material, donde se admite que el propio proceso de razonamiento sea el método empleado para proceder al esclarecimiento.[9] Clínico, en quiropráctica, es donde lo no discreto determina todo lo discreto. Es realmente una sesión privada donde se conduce el análisis espinal del miembro involucrado en la práctica. Es donde se establece la comunicación y la verdadera relación entre el miembro involucrado en la práctica y el quiropráctico. Incorpora el conocimiento real del principio de organización que gobierna la E/materia viviente del sujeto en cuestión y así por lo tanto es clínico. El Quiropráctico corrige la interferencia en la transmisión entre la célula cerebral y la célula del tejido, (entre E/materia y E/materia) que provoca una falta de armonía de los neurotransmisores que alteran el momentum de la transmisión de los impulsos innatos. Cuando se corrige esta interferencia, lo que restablece la transmisión de impulsos innatos, se normaliza el proceso de computación del principio de organización que es intrínseco a la E/materia viviente para manifestar movimiento (Prin. 14, 15). Luego, la expresión de E/materia viviente es innata-normal (Prin. 13). El significado de clínico en quiropráctica es el reconocimiento de la gobernabilidad de un principio de organización no discreto, lo que es intrínseco en toda E/materia viviente discreta.

El contraste entre laboratorio y clínica es que un laboratorio es donde los hechos se extraen a partir de experimentos científicos y una clínica es donde el quiropráctico y el sujeto coinciden en una experiencia humana específica en un cierto momento en el tiempo. La experiencia clínica no es un laboratorio y no es científica. La experiencia clínica se ocupa del sujeto con sus componentes físicos, mentales, emocionales y abstractos. Es donde el razonamiento deductivo ocupa un lugar y se puede aplicar, en el ámbito clínico que incluye los principios de la ciencia básica de la quiropráctica, sus supuestos y una declaración a priori. La clínica es donde la ciencia básica de la quiropráctica se funde con la ciencia aplicada para poner en práctica sus principios por medio del arte de la quiropráctica.

---

8 Palmer, B.J. y D.D. Palmer. "The Chropractic Adjuster". Davenport, IA: The Palmer School of Chiropractic (1921) p.316.

9 Stephenson, "Chiropractic Text Book" p.xxi

ART. 14. AXIOMAS

El diccionario Merriam-Webster define el término *axiomas* como:

1: Una afirmación aceptada como verdadera que sirve de base para el argumento o la inferencia

2: Una regla o principio establecido o una verdad evidente por sí misma: por ejemplo, *citar el axioma de que "nadie da lo que no tiene"*

3: Una máxima ampliamente aceptada por su mérito intrínseco

La quiropráctica funciona con la aplicación de los principios establecidos de sus ciencias básicas. Estos axiomas son el fundamento sólido sobre el que se construye la quiropráctica. Hoy en día no está claro si las verdades son del todo definibles. Parecerían estar relacionadas con las propiedades y acciones dadas por un principio de organización intrínseco a toda la E/materia que las mantiene en existencia. Por ejemplo, que la organización denota inteligencia es un axioma que prueba la existencia de inteligencia basada en su función y no en su causa. Es una afirmación aceptada como verdadera, como la base de un argumento teleológico. Es aceptada sin controversia o cuestionamiento alguno. Se emplea un principio universal para construir leyes universales; el mismo incluye una explicación filosófica difícil de variar.

En primer término, se necesita tener dos teorías rivales respecto de una situación física a la cual se pretende aplicar el principio. Por ejemplo, uno puede considerar la organización como la consecuencia de posibilidades aleatorias frente a que la organización es la consecuencia de certezas inteligentes. Luego realiza un experimento con un sistema real de organización para probar la predicción de un modelo frente al otro. Esto quedará demostrado más adelante en el texto cuando estudiemos la condición inicial de la ciencia básica de la quiropráctica, un principio universal de organización.

Si miramos la naturaleza del modelo quiropráctico, la vemos como la corporización de una serie de axiomas que se desprenden por medio de razonamiento deductivo y lógica racional a partir de su premisa mayor. La condición inicial de la ciencia básica de la quiropráctica es su principio fundamental, que es su premisa mayor. Desde este punto de partida de la ciencia básica de la quiropráctica, se emplean la lógica racional y el sano razonamiento deductivo para formular axiomas que permitirán llegar a una conclusión y revelar el objetivo quiropráctico. La condición inicial de un principio de organización es una primaria irreducible. No se apoya en algo que es válido y no puede ser probado por otros principios. No se la puede invalidar porque cualquier intento de hacerlo solo puede terminar en una contradicción. En otras palabras, no se la puede negar sin usarla en nuestra negación. No obstante, se puede observar el principio universal de organización como también vamos a demostrar más adelante en el texto.

ART. 15. PARADOJAS Y PARADIGMAS

El diccionario Merriam-Webster define *paradoja* como:

1: Alguien o algo (una persona, situación o acción) que tiene aparentemente cualidades o fases contradictorias

2a: Una afirmación que aparentemente es contradictoria u opuesta al sentido común y aun así quizás es cierta

2b: Una afirmación contradictoria en sí misma que al principio parece cierta

2c: Un argumento que aparentemente deriva conclusiones contradictorias en sí mismas por deducción válida a partir de premisas aceptables

3: Una creencia contraria a la opinión generalmente aceptada

Las paradojas han sido parte de la experiencia humana desde que existe la raza humana. Las paradojas tienen valor en la filosofía quiropráctica porque nos hacen advertir sobre formas de ver el cuerpo humano que son lógicamente convincentes con argumentos convincentes aparentemente legítimos que conducen a una conclusión que es contradictoria.

Por ejemplo, los centros de enseñanza quiropráctica y las universidades creen necesario enseñar a sus estudiantes a partir del modelo médico, como cierto, de modo que no estén en desventaja en el "mundo real". Al hacerlo, estas instituciones niegan la validez de la ciencia básica de la quiropráctica, su filosofía y práctica. Uno no puede adherir a dos filosofías diametralmente opuestas al mismo tiempo; es una "conclusión contradictoria en sí misma".

Los estudiantes quiroprácticos en su mayoría no conocen este conflicto filosófico, y aun así los modelos opuestos que les enseñan están programados en la formación de su mente quiropráctica. No debe sorprendernos que la mayoría de los graduados quiroprácticos de la década de 2020 vean su confianza socavada en grado tal que elijan el criterio convencional aceptado en la práctica médica, que es "hacer que las personas enfermas mejoren". Esta es una paradoja académica dentro de la quiropráctica. La paradoja surge simplemente de un punto de vista limitado. La paradoja resulta muchas veces de pensar dentro de la caja en contraposición a pensar fuera de la caja. El estudiante debería "ver" lo que hay para ver si se mira con otros ojos. Muchas veces las paradojas revelan una nueva forma de ver el tema que se estudia. La quiropráctica es una nueva mirada al cuerpo humano. Una mirada que revela una inteligencia universal que ha proyectado, construido y programado un principio universal de organización y su extensión esencial, la ley innata de los seres vivos. Por este motivo es necesario introducir el término paradigma a efectos de proceder con el estudio de este tema.

El diccionario Merriam-Webster define *paradigma* como:

1: EJEMPLO, PATRÓN *especialmente:* un ejemplo meridianamente claro, o típico, o arquetipo

2: Un ejemplo de una conjugación o declinación que muestra una palabra en todas sus formas de inflexión

3: Un marco filosófico y teórico de una escuela o disciplina científica dentro de la cual se formulan teorías, leyes, generalizaciones y experimentos realizados en apoyo de las mismas según se las formula; un marco filosófico o teórico de cualquier tipo

Un paradigma es un borrador que contiene todos los puntos de vista comúnmente aceptados sobre un tópico dado. El filósofo Thomas Kuhn opinó que un paradigma incluye "las prácticas que definen una disciplina científica en un cierto punto en el tiempo".[10] Por ejemplo, un paradigma quiropráctico consta de todos los principios establecidos y axiomas que comprenden la ciencia básica de la quiropráctica, incluyendo su filosofía y práctica, que nos permiten reconocer si un objetivo pertenece o no a la quiropráctica.

Muchos estudiantes que eligen estudiar quiropráctica lo hacen con la creencia de que están recibiendo una educación basada en el camino más racional para aprender su filosofía, ciencia, y arte. Pero

---

10 Kuhn, Thomas S. "The Structure of Scientific Revolution". Chicago, IL: The University of Chicago Press (1962)

la quiropráctica, al igual que otras disciplinas, es sujeto de utopías ideológicas, preconceptos, y presunciones ocultas.

En 1927, el manual quiropráctico condicionó y dio forma a las interpretaciones de que el objetivo quiropráctico era hacer que las personas enfermas mejorasen. La certeza de que este paradigma de 1927 era el objetivo real de los quiroprácticos es precisamente lo que dificulta la aceptación de un objetivo diferente.

Kuhn escribió "La transición sucesiva de un paradigma a otro por medio de la revolución es el patrón usual del desarrollo de la ciencia madura."[11]

Durante más de 100 años, los quiroprácticos estuvieron convencidos de que "hacer que las personas enfermas mejorasen" era el pináculo del descubrimiento en quiropráctica y que el avance era más o menos una versión refinada de sus procedimientos para alcanzar esta meta en forma más efectiva. Cuando Reggie Gold publicó "The Third Paradigm" en la década de 1990, que será incluido en su totalidad en el Volumen 4, era una nueva idea que no calzaba cómodamente en el paradigma existente. Señalaba una verdad, que es que la quiropráctica hace que las personas mejoren algunas veces solamente. Derivó en una crisis. El paradigma anterior fue puesto en duda y originó un nuevo orden de reclasificación de los principios de la ciencia básica de la quiropráctica, como vimos en el Art. 3. Es algo esencial en la década de 2020, porque el paradigma se modifica. La quiropráctica se desarrolla en forma más profunda. No refuta por completo el antiguo paradigma. Simplemente señala el hecho de que la quiropráctica hace que personas enfermas mejoren a veces solamente, y que los 33 principios de la ciencia básica de la quiropráctica establecen que el objetivo de la quiropráctica es ubicar, analizar y facilitar la corrección de subluxaciones vertebrales para una transmisión normal de los impulsos innatos del cuerpo. Punto. El objetivo de la quiropráctica es la conclusión directa a partir del razonamiento deductivo y la lógica racional de los 33 principios de su ciencia básica; el objetivo quiropráctico es más preciso, trae predicciones más potentes, ofrece fructíferos programas de investigación y es más coherente que lo que antes se pensaba. Ahora cuando los principios se aplican a lo largo de la práctica, el objetivo de la quiropráctica se alcanza en todos los casos y no solamente a veces. Se puede verificar a partir de revisiones antes y después.

La quiropráctica no se desarrolla de un modo lineal, acumulando conocimiento en forma paulatina y profundizando sus explicaciones. Más bien podría decirse que alterna entre períodos de práctica dentro de un paradigma dominante y períodos de cambios revolucionarios cuando surge una crisis que requiere un NUEVO paradigma. Se convierte en algo que se define como *un marco filosófico y teórico de una escuela o disciplina científica* que se denomina ciencia básica de la quiropráctica, dentro de la cual sus teorías, generalizaciones, principios y axiomas se formulan y aplican en la práctica. Como desarrollaremos más adelante en el texto, esto es lo que el nuevo paradigma significa en la filosofía quiropráctica.

ART. 16. TEORÍAS Y HECHOS

La ciencia básica de la quiropráctica es EN QUÉ consiste la quiropráctica. Está compuesta por hechos establecidos que derivan de principios y axiomas. Tiene teorías acerca de la mejor forma de aplicar esos principios y axiomas que de ellos se deducen para el aspecto práctico de la quiropráctica. Tales teorías son las explicaciones filosóficas de los hechos. No se trata de comentarios al boleo u opiniones personales. Las teorías son explicaciones que superan la prueba del tiempo sobre por qué observamos "CÓMO" la

---
11 Kuhn, Thomas S. "The Structure of Scientific Revolution", p.12

quiropráctica hace "LO QUE HACE" y "POR QUÉ". Una teoría se puede descartar por una mejor o se puede re-construir en diferentes momentos debido a nuevo conocimiento que se hubiere descubierto.

El diccionario Merriam-Webster define *teoría* como:

> **1:** Explicar fenómenos
>
> **2a:** Una creencia, política, o procedimiento propuesto o seguido como la base de la acción
>
> **2b:** Un conjunto de hechos, principios o circunstancias hipotéticas o ideadas
>
> **3a:** Una hipótesis supuesta en apoyo de un argumento o investigación
>
> **3b:** Una presunción no probada: CONJETURA
>
> **3c:** Un conjunto de teoremas que presentan una visión sistemática concisa de un tópico
>
> **4:** Los principios generales o abstractos de un conjunto de hechos, una ciencia o un arte
>
> **5:** Pensamiento abstracto: ESPECULACIÓN
>
> **6:** El análisis de un conjunto de hechos en su relación entre sí

Las teorías son nuestras mejores explicaciones de por qué suceden todas las observaciones. Mucho más que una solución a un problema en particular son explicaciones conjeturadas que intentan aproximar principios y leyes del universo, las reglas que constriñen todo en nuestro universo. Las teorías son palabras para explicar el contenido central que los principios quiroprácticos expresan. Sin filosofía un principio está vacío y no significa nada. Sin principios, la explicación filosófica, la teoría es demasiado vaga para ser aplicada. Las dos condiciones son indisolubles. Una teoría quiropráctica, por lo tanto, no es solamente el conjunto de sus principios, tales como el principio universal de organización o su esencial extensión que es la ley innata de los seres vivos, es una explicación que es difícil de variar, que incluye descripciones de qué son la existencia y la vida en principios, y por qué están relacionados de esa manera. Por ejemplo, ¿por qué el agua cambia de líquido a sólido, vuelta a líquido, y después puede cambiar a vapor? ¿Por qué la energía, la materia, y la información nunca se crean o destruyen? ¿Por qué para cada acción hay una reacción opuesta? Las respuestas a estas preguntas son explicaciones que son difíciles de variar, que también empleamos en quiropráctica. Están relacionadas directamente con el principio universal de organización que continuamente mantiene en existencia todas las partículas elementales de E/materia por medio de información/F organizada que provee movimiento continuo (Prin. 1, 13, 14, 15). Es una explicación que es difícil de variar; ¡es una teoría que es difícil de variar! Dado que el criterio de principio universal de organización es difícil de variar, es natural preguntarse si pudo haber tenido el poder de extenderse para explicar todo sobre el propio universo. En otras palabras, la condición inicial de la ciencia básica de la quiropráctica, que es el principio universal de organización, ¿sería capaz de dar una explicación satisfactoria para cada porción de realidad en el universo? La respuesta, como usted está por descubrir en este texto, es no. El principio universal de organización de la ciencia básica de la quiropráctica es una excelente condición inicial para mantener toda la E/materia en existencia. No obstante, no puede explicar todo sobre la realidad física. De hecho, cuando se lo mira como una explicación de todo, el principio de organización presenta serios problemas. Es por esta razón que necesitamos la filosofía quiropráctica para explicar la organización universal como expresión de inteligencia universal, que es no-discreta, no-material, y 100%/perfecta. Una inteligencia universal que ha proyectado, construido y programado el principio universal de organización y la ley innata de los seres vivos para dar propiedades y acciones a toda la E/materia. Sin embargo, debe señalarse que el principio universal de organización y la ley innata de los seres vivos son excelentes explicaciones a fines específicos;

un principio universal de organización para mantener la E/materia en existencia, y la ley innata de los seres vivos para mantener la E/materia viva durante toda la vida.

Una teoría universal es aquella que no está sujeta a limitación alguna respecto de su dominio de aplicación. La condición inicial de la quiropráctica es un principio fundamental de su ciencia básica, su premisa mayor, y mantiene en existencia cada porción de E/materia sobre la Tierra, dentro del sistema solar, de hecho, dentro del universo en su totalidad. Se la define como *un conjunto ideal de hechos, principios; son los principios generales de un cuerpo de hechos, una ciencia o un arte.*

El diccionario Merriam-Webster define *hecho* como:

1a: Algo que tiene existencia real

1b: Algo que realmente ocurre

2: Una porción de información presentada como si tuviera realidad objetiva

3: La cualidad de ser real

4: Una cosa hecha

Los hechos son el resultado de la búsqueda científica. Desde el punto de vista de la filosofía, los hechos se sostienen o se caen según la fortaleza de las disciplinas y prácticas que lo produjeron y los hicieron comprensibles, más que por la fortaleza de su propia verdad. Cuando buscamos hechos, estamos intentando descubrir qué es cierto acerca de un evento o de un objeto. Por lo tanto, es cierto que los hechos dependen de teorías que son explicaciones de su existencia. Por ende, nuestra visión de los hechos "cambia" al cambiar las teorías que los implican. Como simplemente no podemos reunir TODOS los hechos, es muy difícil afirmar algo con total certeza sobre una determinada situación, aun si nuestra presunción inicial es que no debemos dejar nada sin averiguar. Podemos recoger todos los hechos que podamos y aun así no tenerlos todos. Por lo tanto, a efectos de avanzar en la quiropráctica, debemos seleccionar solamente los hechos más relevantes e importantes para construir a partir de ellos. Esta selección es una de las características del proceso deductivo quiropráctico. Cuando la ciencia básica de la quiropráctica tiene como condición inicial una afirmación fundamental a priori que dice que existe un principio universal de organización, la deducción de los demás axiomas, como la ley innata de los seres vivos, se convierte en un hecho tanto como la existencia del propio principio de organización, dado que nuestra lógica está aplicada en forma apropiada. Es como se lo define *a algo que tiene existencia actual, la cualidad de ser actual.*

ART. 17. EJEMPLOS

El diccionario Merriam-Webster define *ejemplo* como:

1: Uno que sirve como modelo a imitar o a no imitar

2: Un castigo infligido a alguien como advertencia para otros

3: Uno que es representativo de todo un grupo o tipo

4: Un caso paralelo o estrechamente similar especialmente cuando sirve como precedente o modelo

5: Una instancia (tal como un problema a resolver) que sirve para ilustrar una regla o precepto o para actuar como ejercicio en la aplicación de una regla

Un ejemplo se usa para ilustrar este punto. Es una instancia para actuar como ejercicio en la aplicación de una regla, un principio o axioma.

ART. 18. ANALOGÍAS

El diccionario Merriam-Webster define *analogía* como:

1a: Una comparación de dos cosas diferentes basada en el parecido de un aspecto en particular

1b: Un parecido en algunos aspectos particulares entre cosas diferentes en lo demás

2: Inferencia de que, si dos o más cosas coinciden entre sí respecto de algunos puntos, probablemente coincidan en otros

3: Correspondencia entre los miembros de pares o conjuntos de formas lingüísticas que sirve de base para la creación de otra forma

Una analogía es una comparación que demuestra de qué modo dos entidades diferentes son similares, al mostrar un punto más importante debido a sus relaciones comunes. Las analogías son una forma de comparar entidades que ayuda a aclararlas. A menudo construye imágenes para que el estudiante comprenda los conceptos más profundos de la quiropráctica. Puede realzar el significado de los conceptos.

A lo largo del texto se emplearán ejemplos y analogías para aclarar los principios y axiomas involucrados en la quiropráctica. Constituyen un paralelo de casos estrechamente similares. Los ejemplos y analogías no son la realidad en cuestión, simplemente una representación, una instancia que demuestra cómo funciona un principio.

Es establecer una comparación para mostrar similitudes en algún aspecto, como el funcionamiento de una súper computadora presenta una gran analogía en 2022 con el funcionamiento de todo el cuerpo. Los ejemplos muestran por analogía cómo el cuerpo está programado con un software 100%/perfecto, empleando un sistema operativo para coordinar todas las partes. No se busca transmitir que el cuerpo humano es una computadora, sino que pertenece a la clasificación de los sistemas de computación del mismo modo en que pertenece al reino animal. Lo que se compara son las relaciones, no su naturaleza personal. A veces la analogía se descompone a medida que nos adentramos en ella. La analogía de la computadora es buena hasta un cierto punto. Cuando el componente no-material entra en escena bajo la forma de un software 100%/perfecto, la analogía se descompone. El cuerpo humano es más que una computadora debido a la ley innata 100%/perfecta que jamás requiere una actualización, y es más que los animales debido a nuestra inteligencia educada y voluntad. La analogía es útil, pero tiene límites. La razón por la que construimos computadoras es porque podemos copiar algunas de las propiedades y acciones que ya existen en el corpus de las cosas vivas, utilizando sus principios. Al trabajar en retrospectiva a partir de las computadoras podemos emplearlas como una analogía para explicar el funcionamiento interno del cuerpo humano. Podemos programar un software que incluye sistemas operativos, y podemos construir hardware, CPU, procesadores de datos, y transmisores, debido al hecho de que somos capaces de copiar algunos principios que inter-actúan en el cuerpo humano. La analogía de la computadora universal generó un nuevo principio quiropráctico llamado "Principio de suministro y cómputo continuos". El principio del suministro y cómputo continuo es existente en el cuerpo en su estado ideal; donde el cuerpo viviente es la "computadora", la ley innata es el "software normal", el campo innato es el "sistema operativo", el cerebro es la "unidad central de procesamiento", las células cerebrales son los "procesos", y las células nerviosas son los "transmisores". (Prin. 33)

ART. 19. LAS TRES FASES DEL ESTUDIO QUIROPRÁCTICO

1. Estudio de lo no-material (no-discreto)

2. Estudio de lo material (discreto)

3. Estudio del arte

El estudio de lo no-material, que es no-físico (no-discreto), implica examinar la índole fundamental de la realidad por medio de la filosofía. Incluye el estudio de la inteligencia, principios, leyes, causas, efectos, teorías, funciones, etc. Se trata de comprender la existencia y el co ocimiento. Es descubrir o construir el conocimiento a partir de los principios de la ciencia básica de la quiropráctica. No-material significa que no tiene forma física. Como el mensaje instructivo de la información/F portado por el impulso innato es no-material, debe ser conducido por medio del sistema nervioso material del cuerpo.

El estudio de lo material, que es físico (discreto) es el estudio de sustancias y componentes que constituyen una cosa. Es el estudio de la E/materia y de los principios de la ciencia básica de la quiropráctica que es central al respecto; también es el estudio del cuerpo humano, sus unidades elementales, sus estructuras y sus funciones. Es el estudio de los hechos universales. Como la quiropráctica es el estudio de la existencia y el estudio de la vida, aprender sobre la E/materia que constituye el cuerpo humano fomenta una mayor comprensión de la quiropráctica en su conjunto, especialmente para el estudiante que tiene un buen conocimiento de las leyes universales que abarcan la E/materia.

Al realizar estudios académicos sobre el cuerpo humano, el estudiante debe buscar "POR QUÉ" el cuerpo humano "ES LO QUE ES", "POR QUÉ" funciona y "CÓMO" operan sus funciones inteligentes, al igual que el significado de sus formas estructurales integradas. Siempre debe haber una razón que sorprenda en cuanto a lo que se observa, estudia y aprende con respecto a la asombrosa sabiduría manifestada continuamente por el cuerpo humano, es decir "CÓMO" actúa y "POR QUÉ" actúa de la forma en que lo hace.

El estudio del arte es el aprendizaje de la naturaleza muy practica de la quiropráctica según se aplica para ubicar, analizar, y corregir subluxaciones vertebrales. Es el intento del quiropráctico por entender, describir y facilitar el ajuste vertebral. En realidad, es la aplicación de la ciencia básica de la quiropráctica como forma de arte. Requiere el desarrollo de habilidades y práctica a efectos de ser un buen quiropráctico; la misma forma que un músico practica largas horas para desarrollar las habilidades para tocar muy bien un instrumento. El estudio del arte es aprender "CÓMO" restaurar la transmisión de información/F conducida, necesaria para que el cuerpo satisfaga el principio de coordinación. Se trata de deconstruir, con conocimiento específico, patrones de interferencia a las instrucciones conducidas de la ley innata que aumenta aún más los límites de adaptación del cuerpo. En otras palabras, es convertir lo que no es posible con la presencia de subluxaciones vertebrales en lo que es posible sin subluxaciones vertebrales.

Las tres fases del estudio quiropráctico incluyen aspectos esenciales no físicos, tales como la inteligencia, el principio universal de organización, la ley innata de los seres vivos, y algunos de sus axiomas deducidos. La quiropráctica es un enfoque vitalísta de cada faceta de la vida humana. La quiropráctica implica lo que es posible para el cuerpo sin subluxaciones vertebrales, con sus hechos conocidos y también sus contrafactuales esenciales (ver definición en el vocabulario).

En la perspectiva de largo plazo, el desarrollo de la quiropráctica ha de requerir la comprensión paulatina y la implementación de los principios que rigen su habilidad para restaurar el vínculo entre lo no-material y lo material, entre el principio de organización no-discreto y la E/materia discreta, al eliminar la interferencia denominada subluxación vertebral.

ART. 20. UNA COMPARACIÓN

Sentado en el muelle de la bahía en Ocean City, New Jersey durante los primeros instantes del crepúsculo vespertino, en agosto, ocurre un espectáculo sobrecogedor. Al ir oscureciéndose el cielo, surgen luces y sonidos de diversos tipos. La bahía se torna un lugar encantado con las luces de señalización provenientes de los barcos que se desplazan balanceándose en el agua, con la música de las cantinas y tabernas de la costa, con la baliza verde que se deja ver parpadeante en el pequeño aeropuerto cercano.

Todos estos sistemas tienen algo en común. Las luces de los barcos, la música, y la baliza del aeropuerto, son todas señales. Transmiten información; pueden vincular entidades. Las luces de los barcos vinculan a los barqueros para evitar colisionar con otros barcos. La música vincula al músico con la audiencia, lo que genera un estado de ánimo positivo y placentero. La baliza del aeropuerto vincula a los aviones con el control de tráfico aéreo. El hecho de que efectivamente puedan codificar mensajes para conectar entidades es sumamente importante para entender la existencia y la vida. La información es el vínculo que conecta lo inmaterial con lo material; está en el centro de todo. El descubrimiento podría revolucionar aún más nuestra civilización, al eliminar la interferencia de este vínculo de información dentro del cuerpo humano. El impulso innato también es capaz de portar un mensaje codificado a lo largo de la conductividad del sistema nervioso.

El hecho revela el objetivo quiropráctico, que es restaurar el vínculo entre lo inteligente/principio y la energía/materia. El objetivo quiropráctico no es intentar mejorar lo inteligente/principio que es 100%/perfecto. No es mejorar la E/materia per se, ya que no sabemos cómo debería ser. Es eliminar la interferencia a nivel vertebral que ha de restaurar la transmisión de la información/F conducida. Apunta a restaurar el momentum del impulso innato porque el sentido del tiempo es de gran importancia para toda actividad (Prin. 6).

Por ejemplo, para ejecutar una sinfonía, hacer una torta, dar una clase, o jugar al hockey, todas estas actividades requieren un adecuado manejo de los tiempos para ser más efectivas. Las actividades del cuerpo humano también están sujetas al momentum de impulsos innatos codificados, para un mejor o peor resultado.

La quiropráctica es acerca del vínculo entre lo discreto y lo no-discreto, en su área de interés. Como vamos a señalar más adelante en el texto, sin esta comprensión el estudiante se puede perder y apartar del vínculo en una o en ambas direcciones, ya sea al intentar mejorar la inteligencia/principio o al intentar mejorar la energía/materia.

ART. 21. EL ESLABÓN PERDIDO

La llamativa singularidad de la ciencia quiropráctica, tanto básica como aplicada, es que se basa en el vínculo entre lo inteligente/el principio no-discreto y la energía/materia discreta. Estos cuatro volúmenes explican en gran detalle este vínculo real. Es la actividad de la información/F lo que es intrínseco a cada manifestación de movimiento de la E/materia. Es esta actividad lo que mantiene cada partícula de E/materia en existencia; es a partir del principio universal de organización, que es la condición inicial de la ciencia básica de la quiropráctica, su principio fundamental, su premisa mayor, que la información/F se organiza de forma tal como para aportar propiedades y acciones a toda la E/materia. Se la llama el "eslabón perdido" ya que no fue reconocida hasta que la quiropráctica descubrió que la información/F era el vínculo (fuerte y débil) entre lo no-material y lo material.

Más de cien años más tarde, el eslabón perdido ha estado en la cúspide de una frontera perniciosa que excluiría la conexión entre lo no-discreto y lo discreto. Parecería que el concepto tradicional era que todo lo que sucede en el universo se podía explicar por medio de procesos mecanicistas en los que solamente hay involucradas leyes físicas. Ello ha creado una barrera contra el factor no-físico de la realidad, y si se lo toma en sentido literal es imposible. En primer término, no es posible explicar todo en términos de leyes físicas. Tendríamos que conocerlas todas y el universo es demasiado voluminoso para eso. Aun si fuese posible, pronto nos daríamos cuenta de que debe existir un principio universal de organización que causa estas leyes físicas intrínsecas a la E/materia que están construidas para mantener todo en el universo en existencia. La organización universal denota una inteligencia universal y tiene una propiedad no-discreta. Por ejemplo, en el procesamiento de datos, ¿por qué un determinado transmisor de una cierta computadora está en "ON" al final de un determinado calculo, tiene muchas respuestas posibles? ¿Cuál es la verdadera respuesta? Es esencial que el software haya sido programado para conocer la verdadera respuesta cada vez que una computadora realiza una cierta función. Esta organización de la computación fue un trabajo de ingeniería y de programación que utilizó un aspecto no-material de la realidad (el conocimiento del ingeniero) que construyó el software apropiado.

La organización denota inteligencia. Es imposible tener organización sin inteligencia. Por ejemplo, la sumamente compleja construcción de una computadora consta de algunos elementos universales ya existentes que han sido organizados por ingenieros informáticos. Sería imposible para uno suponer que este tremendamente complejo sistema de computación estuviera organizado sin una inteligencia no-discreta. La quiropráctica trata sobre lo que es posible, entonces el principio universal de organización ha sido proyectado y construido por una inteligencia universal no-discreta para organizar la información/F, para mantener en existencia cada partícula de E/materia discreta en el universo. Esta explicación filosófica es difícil de variar. Tanto los aspectos no-materiales como los materiales de la realidad se encuentran unidos a través de la continua organización inteligente de la información/F intrínseca a toda la E/materia. ¡Es el eslabón perdido! Este es un hecho universal que solo la quiropráctica ha descubierto. Esta afirmación a-priori es la condición inicial de la quiropráctica sobre la que D.D. Palmer construyó una ciencia, un arte, y una filosofía, que es un enfoque humanitario revolucionario de la vida. Fue su hijo, B.J. Palmer, quien desarrolló con mayor profundidad la filosofía, ciencia y arte de la quiropráctica.

La filosofía quiropráctica es por lo tanto la explicación difícil de variar sobre los principios activos de su ciencia básica. Es también la explicación de todo lo quiropráctico, lo no-material, lo material, y el arte de su práctica. La filosofía quiropráctica no es espiritualidad o misticismo, ontología, u ocultismo.

La quiropráctica aborda la interferencia en el momentum de la transmisión de la información/F conducida. Es el área de conocimiento en que los quiroprácticos desarrollan sus capacidades para aplicar los principios de la ciencia básica quiropráctica. Este es el enfoque único del quiropráctico, no intentar afectar la E/materia, no intentar afectar el principio inteligente de organización, sino concentrar la atención en el eslabón perdido, el que une el principio inteligente de organización con la E/materia (Prin. 10).

CUESTIONARIO DE REVISIÓN, ARTÍCULOS 11 – 21

1. ¿Cuál es la razón principal por la que los quiroprácticos a veces utilizan hallazgos de laboratorio?

2. ¿Qué es el razonamiento deductivo?

3. ¿Cuál es la característica principal del razonamiento deductivo?

4. ¿Cuál es un término para el razonamiento deductivo?

5. ¿Cuál es el significado de clínica en quiropráctica?

6. ¿Cuál es la experiencia clínica y por qué no es científica?

7. ¿Qué es un axioma?

8. ¿Por qué la quiropráctica es fundamentalmente tan simple?

9. ¿Qué es una paradoja?

10. ¿Qué es un paradigma?

11. ¿Qué es un hecho?

12. ¿Qué es una teoría?

13. ¿Qué aspecto de la quiropráctica tiene que ver con la teoría?

14. ¿Cuál es el origen de la primera teoría quiropráctica?

15. ¿Cómo se obtuvieron los hechos quiroprácticos?

16. ¿Qué es un ejemplo?

17. ¿Qué es una analogía?

18. ¿Cuáles son las tres fases de la quiropráctica?

19. ¿Qué es "EL ESLABÓN PERDIDO"?

20. ¿Cuál es el valor de los principios de la ciencia básica de la quiropráctica?

21. ¿Cuál es el enfoque único del quiropráctico?

22. ¿Qué es no-discreto y denota inteligencia?

Dr. Claude Lessard

ART. 22. PRINCIPIOS

El diccionario Merriam-Webster define *principio* como:

1a: Una ley, doctrina o suposición general y fundamental

1b: Una regla o código de conducta

2a: Las leyes o hechos de la naturaleza subyacentes al trabajo de un dispositivo artificial

2b: Una fuente primaria: ORIGEN

Los principios son reglas generales que rigen las disciplinas tales como la quiropráctica, la biología y las leyes de la física. Un ejemplo lo constituyen las tres leyes del movimiento o la fórmula de Einstein ($E=mc^2$), y otras. En física, el principio de incertidumbre ha sido descrito como "nada tiene una posición definida, una trayectoria definida, o un momentum definido". En la quiropráctica, el principio de organización es un principio fundamental que ha sido descrito como "la organización de información/fuerza para aportar propiedades y acción a cada porción de E/materia, manteniéndola así en existencia (Prin. 1). Según se lo define en nuestro vocabulario, un *principio universal es una verdad fundamental que es la base de las leyes universales.* Los principios de una ciencia son las leyes que la gobiernan, que pueden ser instrucciones amplias y fundamentales de su funcionamiento. Toda actividad del cuerpo humano tiene instrucciones guía que proporcionan reglas de funcionamiento respecto de tales actividades.

Por ejemplo, la aviación tiene sus principios de aerodinámica sobre cómo se mueve el aire alrededor de los objetos, comprendiendo las fuerzas de sustentación, resistencia al avance, gravedad, impulso, y demás. Estas fuerzas hacen que una aeronave se mueva en forma ascendente y descendente, más rápida o más lentamente. El vuelo tiene secuencia, armonía, equilibrio, variación, fases, reglas que están regidas por los principios de la aerodinámica. La quiropráctica tiene su principio de organización y sus leyes, lo que se denomina principio universal de organización y la ley innata de los seres vivos, que demuestran de qué forma cada porción de E/materia se mantiene en existencia por medio del movimiento organizado y de qué forma puede, a veces, mantenerse vivo durante toda la vida por medio de su adaptabilidad según sus limitaciones. Esos principios son fundamentales para la quiropráctica y denotan inteligencia. Los principios son importantes en la vida, y los 33 principios de la ciencia quiropráctica son las instrucciones guía que constituyen los cimientos para el estudio y la práctica de la quiropráctica.

ART. 23. LOS PRINCIPIOS DE LA CIENCIA BÁSICA DE LA QUIROPRÁCTICA

El área de estudio de la quiropráctica es la vida en todo su esplendor. En forma más específica, abarca los cuerpos animales vertebrados. No obstante, su principio inicial es una condición fundamental que atañe a la existencia de cada porción de E/materia en el universo. Es el principio universal de organización; la organización denota inteligencia; los procesos o acciones del principio universal de organización son inteligentes y siempre mantienen la E/materia en existencia. Este principio fundamental incluye todas y cada una de las circunstancias que pueden surgir en el estudio.

Vamos a estudiar los 33 principios que han sido seleccionados para construir la ciencia básica de la quiropráctica. No son los únicos principios de la quiropráctica, solamente 33 que han sido elegidos porque son fundamentos deducidos para que el estudiante comprenda la quiropráctica como un enfoque evolutivo y humanitario de la vida.

ART. 24. UN LISTADO DE LOS TREINTA Y TRES PRINCIPIOS DE LA CIENCIA BÁSICA DE LA QUIROPRÁCTICA NUMERADOS, ROTULADOS Y RECONTEXTUALIZADOS[12]

PRINCIPIOS UNIVERSALES

Nº 1. La Premisa Mayor
Un principio universal de organización está continuamente suministrando las propiedades y acción a toda la energía/materia, y de este modo la mantiene en existencia.

Nº 2. El Significado Quiropráctico de la Existencia
La expresión de este principio de organización a través de la energía/materia es el significado quiropráctico de la existencia.

Nº 3. La Unión del Principio de Organización y la E/materia
La existencia es necesariamente la unión del principio universal de organización y la E/materia.

Nº 4. La Tríada de la Existencia
La existencia es una triunidad que tiene tres factores necesariamente unidos, que son el principio de organización, la información/fuerza y la energía/materia.

Nº 5. La Perfección de la Tríada
Para que haya existencia, debe haber un principio de organización 100%/perfecto, información/fuerza 100%/perfecta, y energía/materia 100%/perfecta.

Nº 6. El Principio del Tiempo
Todos los procesos requieren tiempo y espacio.

Nº 7. La Perfección del Principio de Organización en la Energía/Materia
La perfección del principio de organización para cualquier partícula de energía/materia es siempre 100%/perfecta y completa.

Nº 8. La Función del Principio de Organización
La función del principio de organización es organizar la información/fuerza.

Nº 9. La Cantidad de Información/Fuerza
La información/fuerza organizada por el principio de organización es siempre 100%/perfecta.

Nº 10. La Función de la Información/Fuerz
La función de la información/fuerza es unir el principio de organización y la energía/materia.

Nº 11. El Carácter de la Información/Fuerza Universal
La información/fuerza del principio universal de organización se manifiesta por medio de leyes físicas; no es inmutable e inadaptable, y no tiene una preocupación por las estructuras en las que trabaja.

Nº 12. Interferencia con la Información/Fuerza Universal
Puede haber interferencia con la transmisión de la información/fuerza universal.

---
12 Lessard, "Quiropráctica Reseteada." p. 144-148

Nº 13. La Función de la Energía/Materia
La función de la energía/materia es expresar información/fuerza.

Nº 14. Existencia
La información/fuerza se manifiesta por el movimiento en toda la energía/materia; toda la energía/materia tiene movimiento, por lo tanto, toda la energía/materia tiene existencia.

Nº 15. No hay Movimiento sin Información/Fuerza Instructiva
La energía/materia no puede tener movimiento sin información/fuerza instructiva aportada por el principio de organización.

Nº 16. Organización en Energía/Materia Orgánica e Inorgánica
El principio de organización gobierna tanto la energía/materia orgánica como la inorgánica.

Nº 17. Causa y Efecto
Cada efecto tiene una causa y cada causa tiene efectos.

Nº 18. Evidencia de Vida
Los signos de vida son evidencia de la organización adaptativa de la vida.

Nº 19. Energía/Materia Orgánica
La materia del cuerpo de un ser vivo es energía/materia orgánica.

PRINCIPIOS INNATOS

Nº 20. Ley Innata de los Seres Vivos
Un ser vivo tiene un principio innato que gobierna su cuerpo y se denomina ley innata de los seres vivos.

Nº 21. El Propósito de la Ley Innata de los Seres Vivos
El propósito de la ley innata de los seres vivos es mantener viva la materia del cuerpo de un ser vivo.

Nº 22. La Calidad de la Ley Innata de los Seres Vivos
La ley innata de los seres vivos es siempre 100%/perfecta para toda la energía/materia viviente.

Nº 23. La Función de la Ley Innata de los Seres Vivos
La función de la ley innata de los seres vivos es adaptar la información/fuerza universal y la energía/materia para su empleo en el cuerpo, de modo que todas las partes del cuerpo tengan una acción coordinada para beneficio mutuo.

Nº 24. Los Límites de la Adaptación
La ley innata de los seres vivos adapta información/fuerza para el cuerpo solamente si es posible de acuerdo con las leyes universales.

Nº 25. El Carácter de la Información/Fuerza Innata
La información/fuerza de la ley innata de los seres vivos nunca daña o deconstruye las estructuras en las que trabaja.

Nº 26. Comparación entre la Información/Fuerza Universal y la Información/Fuerza Innata
A efectos de transmitir el ciclo universal de la vida, la información/fuerza universal es deconstructiva, y la información/fuerza innata es reconstructiva, respecto de la energía/materia estructural.

Nº 27. La Normalidad de la Ley Innata de los Seres Vivos
La ley innata de los seres vivos es siempre normal y su función es siempre normal.

Nº 28. Los Conductores de la Información/Fuerza Innata
La información/fuerza conducida de la ley innata de los seres vivos opera a lo largo y ancho del sistema nervioso en cuerpos animales.

Nº 29. Interferencia con la Transmisión de Información/Fuerza Innata Conducida
Puede haber interferencia con la transmisión de información/fuerza innata.

PRINCIPIOS QUIROPRÁCTICOS

Nº 30. La Causa de la DES-ARMONÍA
La interferencia con la transmisión de información/fuerza innata conducida causa incoordinación de DES-ARMONÍA.

Nº 31. La Subluxación Vertebral y su Corrección
a. La subluxación vertebral es la única entidad quiropráctica causante de interferencia de la transmisión de información/fuerza innata conducida.

b. y la corrección de una subluxación vertebral siempre se debe al proceso de adaptar la información/fuerza por parte la ley innata de los seres vivos.

Nº 32. El Principio de Coordinación
La Coordinación es el principio de acciones coherentes de todas las partes de un organismo para cumplir sus roles y propósitos.

Nº 33. El Principio de Suministro Continuo y Computación
El principio de suministro continuo y computación es existente en el cuerpo en su estado ideal donde el cuerpo vivo es la "computadora", la ley innata es el "software normal", el campo innato es el "sistema operativo", el cerebro es la "unidad central de procesamiento", las células cerebrales son los "procesadores", y las células nerviosas son los "transmisores".

Los 33 principios de la ciencia básica de la quiropráctica concluyen con claridad meridiana el objetivo exclusivo de la quiropráctica.

El Objetivo Quiropráctico
El objetivo quiropráctico es ubicar, analizar, y facilitar la corrección de una subluxación vertebral para la transmisión normal de la información/fuerza innata conducida del cuerpo. Punto.

Estos 33 principios se utilizarán para concluir el Volumen Uno del texto. Se los trata en detalle en el Volumen Cuatro, pero se aconseja aprender sus nombres como referencia en este punto.

CUESTIONARIO DE REVISIÓN, ARTÍCULOS 22 – 24

1. ¿Cual es la naturaleza de un principio para una ciencia específica?

2. ¿Qué es un principio fundamental?

3. ¿Qué son los principios deducidos y cuál es su propósito?

4. ¿Cuántos principios de la ciencia básica de la quiropráctica se emplean para nuestro estudio?

5. ¿Cuál es un principio fundamental de la quiropráctica?

6. ¿Podría cada partícula de la E/materia mantenerse en existencia sin el principio universal de organización?

7. ¿Qué denota la organización?

8. ¿Cuáles son los tres elementos de la existencia revelados por los principios de la quiropráctica?

9. ¿Qué se requiere para mantener la existencia?

10. ¿Cuál es la calidad de la ley innata de los seres vivos?

11. ¿Cuál es la función de la ley innata de los seres vivos?

12. ¿Cuál es el carácter de la información/F universal?

13. ¿Se puede interferir la información/F universal?

14. ¿Cuál es la función de la E/materia?

15. ¿Cuál es la evidencia de la existencia de la E/materia?

16. ¿Cuál es la evidencia de la existencia de la información/F?

17. ¿Puede un efecto existir sin una causa?

18. ¿Cual es la ley innata de los seres vivos?

19. ¿Cuales son los signos de vida?

20. ¿Qué es la E/materia orgánica?

21. ¿Cuál es el propósito de la ley innata de los seres vivos?

22. ¿Qué diferencia hay entre la E/materia orgánica de la madera de un árbol y la E/materia orgánica de la madera de una silla?

23. ¿Cuál es la función de la ley innata de los seres vivos?

24. ¿Es diferente la ley innata de los seres vivos en una abeja y una ballena?

25. ¿Qué determina si la adaptabilidad del cuerpo es posible?

26. ¿Cuál es el carácter de la información/F innata?

27. La ley innata de los seres vivos, ¿siempre es normal?

28. ¿Qué sistema del cuerpo se emplea para transmitir información/F innata conducida?

29. ¿Por qué puede haber interferencia con la transmisión de información/F conducida?

30. ¿Qué es lo que provoca la interferencia con la transmisión de la información/F conducida?

31. ¿Cuál es la causa de la interferencia con la transmisión de la información/F conducida?

32. ¿Dónde hallamos siempre la causa de la in-coordinación de la acción en el cuerpo?

33. ¿Como aborda la quiropráctica la causa y no los efectos?

Dr. Claude Lessard

VOLUMEN 1

"Este primero de los cuatro Volúmenes", "Lo que Stephenson refiere como El Manual del Estudiante de Primer Año" es la obra fundacional del estudio quiropráctico. Incluye la consideración de los principios y fundamentos, y es principalmente un estudio acabado del Ciclo Normal Completo. El estudiante debe abordar esta tarea en forma progresiva a lo largo del Volumen Uno ya que los conceptos y las ideas se van construyendo entre sí.

ART. 25. QUIROPRÁCTICA

La ciencia básica de la quiropráctica identifica un principio universal de organización que mantiene todo en el universo como su condición inicial y fundamental. Esto se manifiesta por movimiento y se denomina existencia. Un proceso diferencial y esencial de este principio de organización mantiene viva una porción específica de E/materia durante toda la vida, y se denomina la ley innata de los seres vivos. La función de la ley innata es adaptar parte de la información/F y de la E/materia del universo en instrucciones individualizadas para mantener viva una cosa durante toda la vida, de acuerdo con las leyes universales (Prin. 23, 24).

La organización de los seres vivos apunta a la centralización o punto de control para la coordinación de actividades. En los animales, este centro de control es el cerebro físico. La ley innata gobierna y opera cada célula viva de un animal u organismo en particular. En los cuerpos vertebrados, la ley innata utiliza el cerebro a efectos de centralizar y transmitir su control por medio de información/F conducida a través de la médula espinal a lo largo de la columna vertebral. A partir de allí, continúa por los troncos nerviosos que emergen desde la médula espinal y pasan por los forámenes inter-vertebrales a las ramas nerviosas llegando a todas las partes del cuerpo para la coordinación de actividades.

La perfecta adaptación a partir de la ley innata, para la coordinación de actividades, depende de la posible adaptabilidad de los elementos universales de ese cuerpo en particular. La adaptación perfecta, para la coordinación de actividades, requiere un control completo si es posible (sin quebrantar una ley universal) y satisfará el principio de coordinación. La interferencia con ese control va a ocasionar una falta de armonía y quebrantar el principio de coordinación.

La falta de armonía nunca se debe a una imperfección de la ley innata, que es 100%/perfecta y adapta información/F 100%/perfecta, sino a la interferencia con la transmisión de esa información/F innata conducida a través de los nervios para la coordinación de actividades. Como la columna vertebral es la única estructura ósea segmentada a través de la cual pasan los troncos nerviosos, y como tales segmentos se pueden desplazar cambiando el tamaño y la forma de los forámenes inter-vertebrales, es posible que allí se produzcan subluxaciones vertebrales. Si se produce una subluxación vertebral, ocasionará una interferencia con la transmisión de la informaicón/F innata. La falta de armonía de la transmisión ocasiona pérdida de momentum de la información/F innata conducida y ocasionará in-coordinación de las actividades. La quiropráctica es una ciencia que consiste en tener conocimientos científicos sobre esta causa de falta de armonía en neuronas específicas que alteran el momentum de la transmisión de la información/F innata conducida. También incluye la capacidad artística de aplicar un impulso específico de ajuste para facilitar la corrección de una subluxación vertebral, eliminando por lo tanto la interferencia con la transmisión de la información/F innata conducida. El ajuste vertebral, que es computado y procesado por la ley innata, no agrega o quita ningún material al cuerpo sino simplemente permite la restauración de la transmisión normal que se habría producido si no hubiera interferencia. De este modo, el principio de coordinación se cumple en forma satisfactoria.

La quiropráctica incluye el estudio de los seres vivos, pero el de los vertebrados en particular y más específicamente el del cuerpo humano vivo. En la actualidad los impulsos de ajuste están casi enteramente confinados a la columna humana y a la de unas pocas especies de animales domésticos para provocar la coordinación de acciones de todas las partes de ese cuerpo viviente.

Por lo tanto, nuestros estudios –con excepción de los fundamentos– estarán relacionados principalmente con:

>1. La ley innata de los seres vivos y su función respecto de la coordinación de actividades del cuerpo humano vivo y sus partes conectadas

>2. La competencia que se requiere para facilitar la corrección de la causa de la DES-ARMONÍA

ART. 26. LA DEFINICIÓN QUIROPRÁCTICA DE SUBLUXACIÓN VERTEBRAL (PRIN. 31)

Una subluxación vertebral es la condición de una vértebra que ha perdido su yuxtaposición apropiada con la vertebra superior o la inferior –o ambas– hasta un grado menor que una luxación; lo que atrapa a los nervios e interfiere con la transmisión de los impulsos innatos.

Deberán estar comprendidos todos los factores de la definición que antecede para describir con precisión lo que es una subluxación vertebral y dar una explicación quiropráctica; nada más, nada menos y ninguna otra cosa. Se aconseja que el estudiante aprenda la definición palabra por palabra.

Dislocaciones, fracturas, inflamación de tejidos blandos, venenos y otros agentes también pueden interferir con la transmisión de impulsos innatos; no obstante están fuera del ámbito de la quiropráctica.

ART. 27. LA CENTRALIZACIÓN DE INFORMACIÓN/F INNATA CONDUCIDA PARA LA COORDINACIÓN DE ACTIVIDADES

La ley innata adapta la información/F universal, la codifica y la ensambla en información/F innata y luego debe centralizar aquellas que serán conducidas para la coordinación de actividades. Centralizar es necesario para aportar y procesar impulsos innatos, incluyendo la retroalimentación, relativos a las actividades de todas las partes receptoras del cuerpo. El órgano empleado para centralizar la información/F innata conducida es el cerebro físico, la Unidad Central de Procesamiento (CPU). Desde allí los impulsos innatos serán transmitidos a través o sobre los nervios para la coordinación de todas las partes del cuerpo. Se le recuerda al alumno que, como principio abstracto, no-material, la ley innata es intrínseca a cada célula del tejido del cuerpo y por lo tanto está en todas partes en el cuerpo. Solamente los impulsos innatos son los que están centralizados para la coordinación de actividades de las partes del cuerpo. Con respecto al metabolismo de la célula del tejido, la ley innata codifica la información/F en rayos/ondas innatas específicas que luego se irradian/oscilan desde adentro de la propia célula del tejido. Más adelante se lo tratará en el texto al estudiar en profundidad la información/F innata. Tanto la información/F innata normal conducida como la información/F que se irradia/oscila, convergen para su empleo en el cuerpo y para la coordinación de acción de todas sus partes (Prin. 23). No obstante, la práctica de la quiropráctica se ocupa solamente de la información/F conducida, el impulso innato, de acuerdo con los principios de la ciencia básica de la quiropráctica.

ART. 28. LA TRANSMISIÓN DE LA INFORMACIÓN/F INNATA CONDUCIDA PARA LA COORDINACIÓN DE ACTIVIDADES

La ley innata centraliza la información/F innata conducida dentro del cerebro físico (CPU) luego la transmite a través de los nervios eferentes (transmisores) para ser recibida por las partes del cuerpo (receptores) para la coordinación de la acción.

ART. 29. NERVIOS EFERENTES (PRIN. 28)

Los nervios eferentes son los nervios empleados para la transmisión de la información/F conducida (impulsos innatos) desde el cerebro físico a la parte receptora del cuerpo para la coordinación de actividades. La palabra eferente indica dirección.

De acuerdo con el diccionario Merriam-Webster, eferente se define como "que transporta impulsos nerviosos a un efector". Esta palabra deriva del latín "effere" que significa llevar hacia afuera. La ruta va desde el cerebro a la célula del tejido, desde la CPU al receptor.

Los nervios eferentes son transmisores de impulsos innatos y comienzan en el cerebro físico y conducen a través de la médula espinal y emiten a todas las partes del cuerpo. La coordinación de la acción de las partes del cuerpo no sería posible sin tal aporte nervioso.

ART. 30. NERVIOS AFERENTES (PRIN. 28)

Los nervios aferentes son los nervios empleados para la transmisión de información/F conducida (impulsos tróficos) desde la parte receptora del cuerpo al cerebro físico, transportando retroalimentación para la coordinación de actividades. La palabra aferente también indica dirección. Según el diccionario Merriam-Webster, aferente se define como "que transporta impulsos hacia el sistema nervioso central". Esta palabra se deriva del latín "affere" que significa portar hacia adentro.

Los nervios aferentes son transmisores de impulsos tróficos que se originan en una parte del cuerpo y se dirigen al cerebro físico para aportar retroalimentación para la coordinación de actividades. La coordinación de acción de partes del cuerpo no sería posible sin tal retroalimentación nerviosa. En sentido filosófico, la retroalimentación deberá siempre ser verdadera para ser una retroalimentación válida ya sea en funciones normales como anormales. Por lo tanto, las subluxaciones vertebrales no pueden interferir con la transmisión de retroalimentación. Esto se ve corroborado y se verifica anatómicamente ya que las subluxaciones vertebrales no pueden invadir los nervios aferentes ya que discurren por fuera de los nervios espinales. Solamente los nervios eferentes pueden ser invadidos por las subluxaciones vertebrales (ver el diagrama que se muestra a continuación).

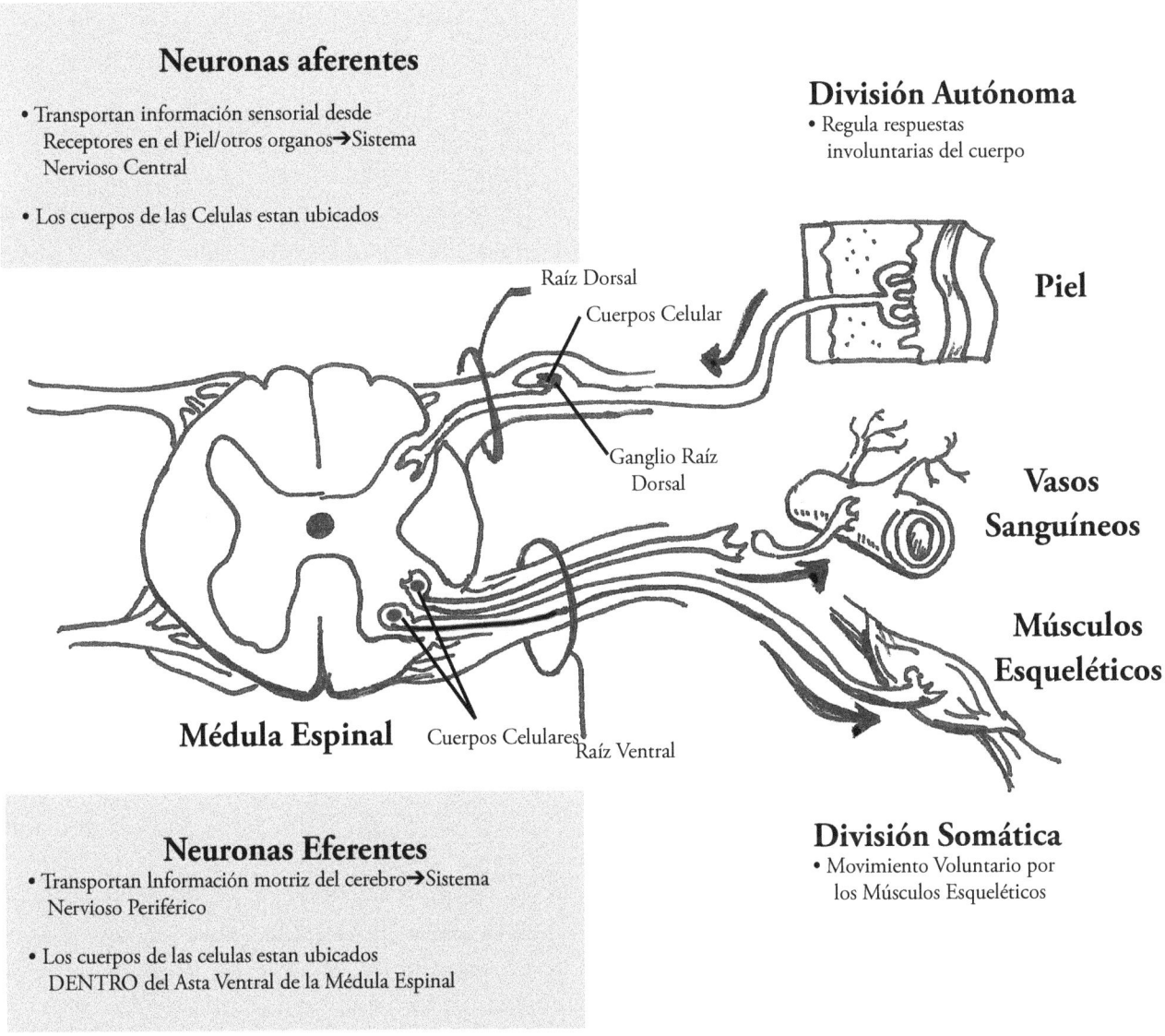

Fig. 1. Diagrama que muestra los nervios eferentes donde los cuerpos celulares están ubicados DENTRO del asta ventral de la médula espinal y sujetos a pinzamiento por subluxaciones vertebrales y los nervios aferentes donde los cuerpos celulares están ubicados FUERA de la médula espinal y NO están sujetos a pinzamiento por subluxación vertebral. de la médula espinal y sujetos a pinzamiento por subluxaciones vertebrales y los nervios aferentes donde los cuerpos celulares están ubicados FUERA de la médula espinal y NO están sujetos a pinzamiento por subluxación vertebral.

ART. 31. EL CICLO NERVIOSO PARA LA COORDINACIÓN DE LA ACCIÓN (PRIN. 28)

La ley innata gobierna y opera el cuerpo en su totalidad incluyendo el cerebro físico, como CPU, para comunicarse con cada parte del cuerpo para la coordinación de actividades, por medio de nervios eferentes como transmisores, que se extienden desde el cerebro. Todas las partes del cuerpo tienen nervios para la coordinación de actividades.

De un modo similar, la ley innata gobierna las partes del cuerpo para retroalimentar al cerebro físico por medio de nervios aferentes, que se conectan con él. Todas las partes del cuerpo participan en este sistema en forma de circuito para la coordinación de actividades.

Por ende, hay un suministro continuo de información/F innata conducida y retroalimentación del ciclo del cerebro físico a la parte física del cuerpo, transmitida en forma continua por la ley innata a través de esta ruta para cumplir con el principio de coordinación. Se trata de una relación recíproca entre la interoperabilidad real de sistemas biofísicos gobernados y controlados por la ley innata.

El comentario "No podemos dar lo que no tenemos" es cierto en la medida en que no podemos construir lo que no puede ser copiado. El principio debe primero existir para que pueda descubrirse y aplicarse con fines prácticos. Por ejemplo, los ingenieros informáticos pudieron construir computadoras porque ya existían los principios de computación descubiertos a partir de mecánica cuántica, y a partir de la ley de suministro continuo y computación que procesa los datos biológicos dentro del cuerpo humano (Prin. 33). Cuando observamos en forma más minuciosa con los conocimientos de los que disponemos en la década de 2020, vemos que el cuerpo es verdaderamente una súper computadora. Cuando la ley innata adapta la información/F universal y la E/materia, en realidad las está computando y codificando en información/F innata. Por lo tanto, el acto de adaptación es básicamente computar la información/F y el movimiento de E/materia para mantenerla viva durante toda la vida de acuerdo con las leyes universales (Prin. 23, 24). El cuerpo humano pertenece al orden del reino animal y a la teoría de organización de sistemas. Por supuesto, sabemos que somos más que un animal y también sabemos que somos más que una computadora.

El cuerpo está compuesto por muchos ciclos, tales como el ciclo digestivo, el ciclo respiratorio, el ciclo seroso, etc. Por ejemplo, el aparato circulatorio es un ciclo entre el corazón y los vasos sanguíneos y los tejidos relacionados. La sangre es bombeada hacia afuera del corazón a través de las arterias y regresa al corazón a través de las venas. La función de los vasos sanguíneos es transportar los elementos materiales, tanto suministrados como desechados, que circulan a través de ellos. Los nervios, al igual que los vasos sanguíneos, también transportan algo; sin embargo, lo que es transportado por los nervios no se ve, porque es intangible. Solamente podemos percibir sus efectos o la ausencia de los mismos.

Este algo transportado por los nervios es información/F innata conducida (impulso innato) a partir de la ley innata para la coordinación de actividades. El impulso innato se computa y codifica como un mensaje con una instrucción por la ley innata para la coordinación de la acción de todas las partes del cuerpo (Prin. 23). En 1927, el texto quiropráctico original empleó el termino impulso mental para describir la información/F innata. No obstante, de acuerdo con el diccionario Merriam-Webster, *mental* se refiere a la actividad intelectual de la mente. El término mental es antropomórfico. El término más preciso para describir la información/F innata conducida es impulso innato, que se refiere específicamente a la actividad de la ley innata dentro del campo innato. La ley innata computa, codifica y ensambla continuamente la información/F innata. Es un software 100%/perfecto que procesa en forma continua datos biológicos momento a momento, y cuya función es adaptar la información/F y la E/materia (Prin. 23). Luego centraliza los impulsos innatos para la coordinación de actividades de las partes del cuerpo, en el cerebro físico (CPU) de modo que sean transmitidos a través de los nervios eferentes (transmisores) y así ser recibidos por la parte del cuerpo elegida (receptor). Luego, la ley innata utiliza el campo innato de la parte del cuerpo receptora (receptor) para decodificar el impulso innato en impresiones. En este punto la ley innata recodifica estas impresiones en impulsos tróficos para aportar retroalimentación transmitida a través de los nervios aferentes (transmisores) de vuelta hacia el cerebro físico (CPU). Esto se denomina ciclo nervioso. La ley innata computa, codifica, y recodifica continuamente impulsos para ser transmitidos como aporte eferente y como retroalimentación aferente para completar el ciclo nervioso para la coordinación de actividades. El proceso del ciclo nervioso continúa una y otra vez para beneficio mutuo de todas las partes del cuerpo (Prin. 23) en tanto sea posible de acuerdo con las leyes universales (Prin. 24).

CUESTIONARIO DE REVISIÓN, ARTÍCULOS 25 – 31

1. Armar una descripción simple de quiropráctica basada en el Art. 25.

2. Dar la definición de quiropráctica de la subluxación vertebral palabra por palabra.

3. Explicar por qué si faltase alguna parte de la definición no se trataría de una subluxación vertebral.

4. Las dislocaciones, fracturas, e inflamación de tejidos, ¿pueden interferir con la transmisión de los impulsos innatos? ¿Qué debe hacer un quiropráctico con ellas?

5. ¿Qué parte del cuerpo es la CPU?

6. ¿Qué parte del cuerpo es el transmisor?

7. ¿Qué parte del cuerpo es el receptor?

8. ¿Cuál es la función de un nervio eferente?

9. ¿Cuál es la función de un nervio aferente?

10. ¿Qué es el "algo" que transportan tanto los nervios eferentes como los nervios aferentes?

11. ¿Cuándo deja de funcionar el ciclo nervioso en el cuerpo vivo?

ART. 32. INFORMACIÓN /FUERZA INNATA

La información/F innata son datos, transmitidos, conducidos o irradiados/oscilados, que unen el principio organizador nodiscreto con la E/materia viva discreta para mantenerla viva, durante toda una vida.

A la información/F innata conducida se la denomina impulso innato porque impulsa a una parte del cuerpo a manifestar una coordinación de actividades que es una acción inteligente. A la información/F innata irradiada/oscilada se la denomina rayo/ondas innatas porque mantiene viva la célula tisular a través de la radiación desde el interior de la célula tisular para su metabolismo. Toda la información/F innata converge finalmente para su uso en el cuerpo y la coordinación de las partes del cuerpo para beneficio mutuo (Prin. 23).

La información /F innata conducida es un mensaje instructivo que es transportado por los nervios que son E/materia viva. Recordemos que los nervios son conductores de los impulsos innatos en los cuerpos animales para la coordinación de actividades (Prin. 28). Toda la información/F innata, que proviene de la ley innata, es necesaria para controlar y equilibrar todo en el cuerpo para mantenerlo vivo según las leyes universales (Prin. 23, 24).

La información/F innata es no-material hasta que une el principio organizador con la E/materia. En ese momento específico, la información/F innata es tanto no-material como material. Es por eso que a la información/F innata se llama información/F innata. Se refiere al hecho de que es información reorganizada en un mensaje codificado instructivo no material para ser conducida como un impulso, un mensaje codificado transportado a través de la materia (quimio-eléctrica), E/materia como conductora. Básicamente, el sistema de transporte es el movimiento organizado de electrones, protones y neutrones de las células nerviosas que dan lugar al impulso de la transmisión del mensaje codificado. El mensaje instructivo codificado es la caracterización de la información/F universal en información/F innata a través de la función de la ley innata. La unión real es el instante en el que lo no material y lo material se interconectan en el cuerpo para coordinar sus actividades. Esto se estudiará en profundidad más adelante en el texto.

Como ya se ha dicho, pueden existir interferencias en la transmisión de la información/F universal (Prin. 12). Por lo tanto, dado que la ley innata de los seres vivos es una extensión esencial del principio universal de organización, se deduce que pueden existir interferencias en la transmisión de la información/F innata (Prin. 29). Por ejemplo, poner un paraguas para cubrir una parcela de un jardín de flores interferirá con la información /F universal de los rayos del sol y la lluvia. Si se pinzara un nervio habría falta de armonía de ese nervio en particular que interferiría con la transmisión del impulso innato y cambiaría su momentum. Esto a su vez violaría el principio de coordinación (Prin. 33). La quiropráctica se ocupa de restablecer la transmisión del impulso innato. Por supuesto que, si el nervio se cortara, la transmisión del impulso innato cesaría por completo y esa parte del cuerpo no recibiría ningún mensaje instructivo. La condición y organización de la integridad del cuerpo dependen del gobierno y control de todas sus partes a cargo de la ley innata.

ART. 33. UBICACIÓN DE LA LEY INNATA EN LOS ORGANISMOS

La ley innata no-discreta es intrínseca a cada célula tisular discreta de un organismo. La ley innata gobierna y controla cada célula tisular de ese organismo único que, a su vez, está expresando su información/F instructiva. Siendo no discreta, la ley innata se localiza en todas partes dentro de todos los tejidos del cuerpo, sin excepción.

En la quiropráctica, para satisfacer el principio de coordinación de la acción de todas las partes del cuerpo (Prin. 32), la ley innata utiliza el campo innato como su sistema operativo (SO) para adaptar y ensamblar los impulsos innatos. La ley innata utiliza una Unidad Central de Procesamiento (CPU, por sus siglas en inglés), que es el cerebro físico para centralizar los impulsos innatos para la coordinación de las actividades. Los impulsos innatos se procesan en el cerebro físico como instrucciones codificadas que son distribuidas a través de los transmisores nerviosos a las partes específicas del cuerpo. Los impulsos tróficos se transmiten como resultado específico desde las partes del cuerpo para retroalimentar al cerebro-CPU y su reprocesamiento, siempre que sea posible de acuerdo con las leyes universales (Prin. 24). Así, la información de entrada inicial (de la ley innata) transmitida desde el cerebro-CPU al receptor de la parte del cuerpo y la información de salida final del receptor de la parte del cuerpo (también de la ley innata) transmitida de vuelta al cerebro-CPU completan un ciclo para la coordinación de actividades.

ART. 34. CICLOS

El diccionario Merriam-Webster define al término *ciclos* como:

> **1:** Intervalo de tiempo durante el cual se completa una secuencia de una sucesión recurrente de acontecimientos o fenómenos

> **2a:** Un curso o serie de acontecimientos u operaciones que se repiten con regularidad y que suelen volver al punto de partida

> **2b:** El desempeño completo de una vibración, oscilación eléctrica, alternancia de corriente u otro proceso periódico

> **2c:** Una permutación de un conjunto de elementos ordenados en la que cada elemento ocupa el lugar del siguiente y el último pasa a ser el primero.

En quiropráctica, el término ciclo se refiere a una serie de acontecimientos u operaciones que se repiten con regularidad y que suelen volver al punto de partida. Es un circuito de causa a efecto y de efecto a causa. Requiere adaptación, caracterización, instrucción, acción e informe. Requiere información de entrada, procesamiento, cálculo, información de salida y un circuito de retroalimentación.

ART. 35. CICLOS QUIROPRÁCTICOS

Uno de los muchos ciclos infinitos del cuerpo que aborda la quiropráctica es el curso de la información/F innata del cerebro físico a la parte respectiva del cuerpo, para la coordinación de actividades y la información de retorno que regresa al cerebro físico, inclusive los lugares y operaciones consecutivos para satisfacer el principio de coordinación (Prin. 32).

Este ciclo particular que aborda la quiropráctica es una descripción de los pasos sucesivos de causa a efecto y nuevamente a causa. Se trata de una explicación difícil de variar de lo que ocurre entre causa y efecto y efecto y causa en relación con la coordinación de las actividades de todas las partes del cuerpo.

El estudiante se dará cuenta de que todo en el universo atraviesa ciclos según sus propiedades y acciones. Muchos ciclos se prolongan indefinidamente, mientras que otros pueden ser limitados y duran un tiempo determinado (Prin. 24) debido a la caducidad de la E/materia. Por ejemplo, la vida del cuerpo de un ser vivo es limitada, el ciclo menstrual es limitado, los glóbulos rojos viven un ciclo de cuatro meses y son reemplazados, etc. El número de ciclos en el cuerpo es infinito.

El ciclo que aborda la quiropráctica se puede explicar una y otra vez, yendo de lo general a lo específico y viceversa. Para desglosarlo, nos limitamos a dar una explicación que es difícil de variar y que se basa en los principios de la ciencia básica de la quiropráctica. Una explicación difícil de variar es aquella que "proporciona detalles específicos sobre los principios de su ciencia básica que encajan tan estrechamente que es imposible cambiar cualquier detalle sin afectar a su conjunto". Una multitud de ciclos se suceden al mismo tiempo. El número de ciclos que empleamos para describir un proceso es justo lo que hacemos de el. Algunos de ellos se pueden introducir en nuestra explicación de la quiropráctica para mostrar ejemplos específicos relativos a la coordinación de las actividades que deseamos estudiar.

Cuando la explicación de la quiropráctica se repite muchas veces, se convierte en una narración racionalizada que merece la pena seguir difundiendo una y otra vez. Se convierte en una forma establecida, de tal modo que se emplean los mismos términos una y otra vez. Se torna en la plataforma fundacional de la orientación quiropráctica que es la explicación al público de QUÉ es la quiropráctica, CÓMO se practica y POR QUÉ hace lo que hace. Cuando la orientación se perfecciona, pasa a ser una reseña de la explicación de la quiropráctica, difícil de variar, basada en los principios de la ciencia básica de la quiropráctica. Contiene los pasos de los ciclos tal y como se estudian en la filosofía quiropráctica, siendo el más breve el denominado "ciclo simple".

ART. 36. EL CICLO SIMPLE PARA LA COORDINACIÓN DE ACTIVIDADES

El "ciclo simple" es la descripción más breve de la causa al efecto y del efecto a la causa. Nombra seis procesos importantes que demuestran cómo la ley innata no discreta interactúa con la E/materia discreta:

PROCESOS EFERENTES:

    1. Caracterización (organizar y codificar la información/F en impulsos innatos)

    2. Transmisión (distribuir los impulsos innatos)

    3. Expresión (actuar sobre los impulsos innatos)

PROCESOS AFERENTES:

    1. Retroalimentación (recodificar las impresiones en impulsos tróficos)

    2. Transmisión (recopilar y enviar la retroalimentación de los impulsos tróficos)

    3. Interpretación (decodificar los impulsos tróficos)

Obsérvese que la transmisión se produce dos veces en este ciclo, partiendo desde la CPU y volviendo a ella. La mitad eferente denota la distribución de entrada de impulsos innatos desde el centro. La mitad aferente denota un dibujo hacia el centro, una recolección de acciones de salida de retroalimentación de la parte receptora del cuerpo. La ley innata adapta la información/F dándole un nuevo carácter con un nuevo código. Esta nueva caracterización del código se convierte en impulsos innatos, que instruyen al cuerpo para coordinar las actividades de todas sus partes. Es una forma en la que se produce la unión de lo no material con el aspecto material de la quiropráctica, por la cual la ley innata no discreta mantiene viva la E/materia discreta durante un cierto período de tiempo. Esta unión queda perfectamente demostrada por el "ciclo simple" de la Fig. 2 del Art. 38.

ART. 37. EL CICLO COMPLETO NORMAL DE COORDINACIÓN DE LASACTIVIDADES

El "ciclo completo normal" se aplica a la coordinación de la acción de todas las partes del cuerpo (Prin. 23). Describe las etapas que demuestran el funcionamiento normal de la ley innata (Prin. 27) para satisfacer el principio de coordinación (Prin. 32). Este ciclo se modifica ligeramente con respecto al metabolismo y es infinitamente más pequeño, aunque no menos importante, ya que tiene lugar dentro de cada célula tisular.

La quiropráctica se ocupa exclusivamente de la corrección de la subluxación vertebral para restablecer la transmisión de los impulsos innatos. No se ocupa de la radiación de rayos/ondas innatos para el metabolismo.

En el "ciclo completo normal", sólo para la coordinación de actividades, se nombran 31 pasos, y la mayoría de ellos son procesos. Más adelante se brindará el significado de estos pasos.

A continuación, la lista de los pasos:

PASOS EFERENTES:

1. Principio universal de la organización
2. Ley innata de las cosas vivas
3. 100%/perfecto reino innato
4. Célula del cerebro
5. Caracterización/reorganización
6. Transformación/codificación
7. Impulso innato
8. Propulsión/conductividad
9. Nervio eferente
10. Transmisión
11. Células tisulares de una parte del cuerpo
12. Recepción
13. Representación física/decodificación
14. Expresión
15. Función
16. Coordinación

PASOS AFERENTES:

17. Células tisulares de una parte del cuerpo
18. Vibración
19. Impresión/recodificación
20. Impulso trófico
21. Nervio aferente
22. Transmisión
23. Células cerebrales
24. Recepción
25. 100%/perfecto reino innato.
26. Interpretación/decodificación
27. Sensación/Retroalimentación
28. Procesos integrales innatos / interoperabilidady
29. Ley innata de cosas vivas
30. Adaptación 100%/perfecta instantánea integral
31. Principio universal de la organización

Dr. Claude Lessard

ART. 38. LOS CICLOS REPRESENTADOS GRÁFICAMENTE

Haremos referencia a estas figuras cuando corresponda.
Clave para las figuras 2, 3, 4

BC= Celula cerebral   '𝒜= 'Aferente   **CPU= Unidad de Procesamiento Central**   **E =Ejecución**

TC =Celula tisular   ℰ='Eferente   **R=Receptor**   **D=Decodificador**   **C=Coordinación**

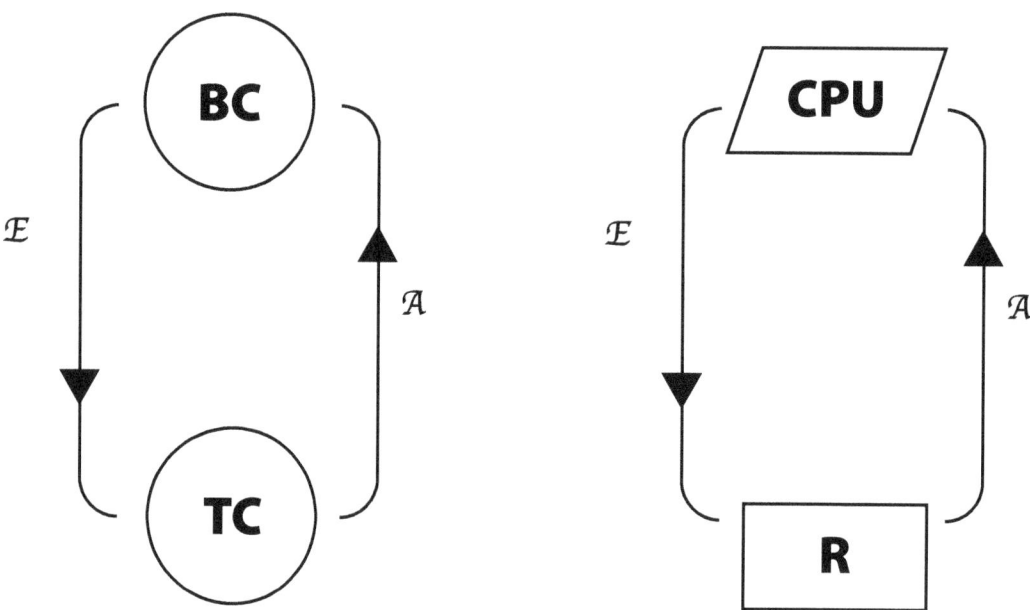

Fig. 2. El ciclo del "pin de seguridad" es un diagrama simple que representa el flujo de impulsos innatos de la célula cerebral a las células tisulares de una parte del cuerpo para la coordinación de las actividades. En lo que respecta al metabolismo vital de cada célula individual, el ciclo del "alfiler de gancho" se produce a través de los componentes de la propia célula. La quiropráctica se ocupa exclusivamente de las interferencias en la transmisión para la coordinación de las actividades de las partes del cuerpo (Princ. 23, 29, 31).

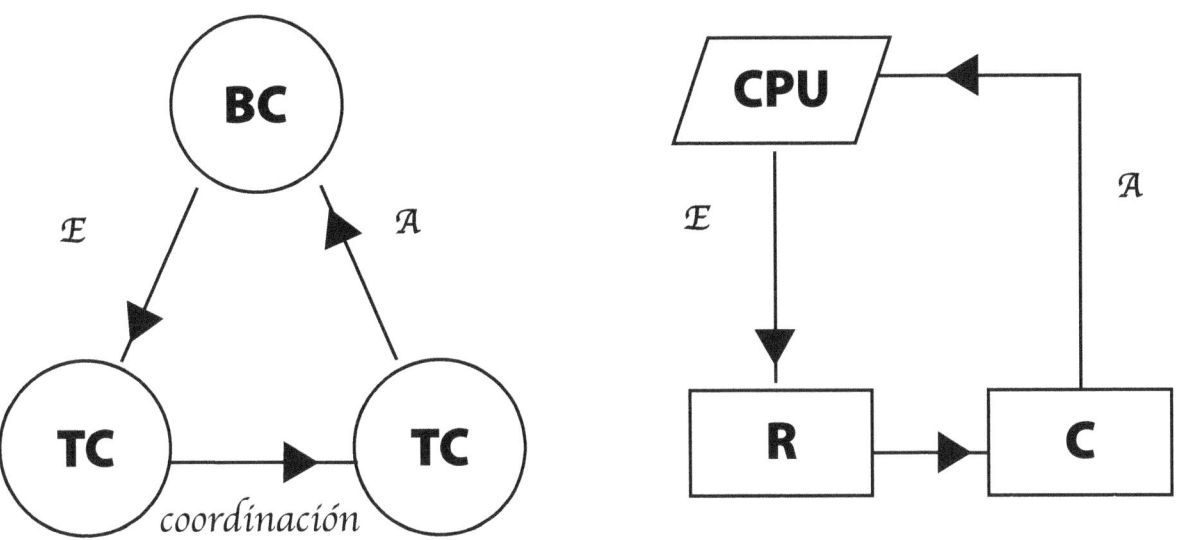

Fig. 3. Ciclo simple con el agregado de un paso de coordinación.

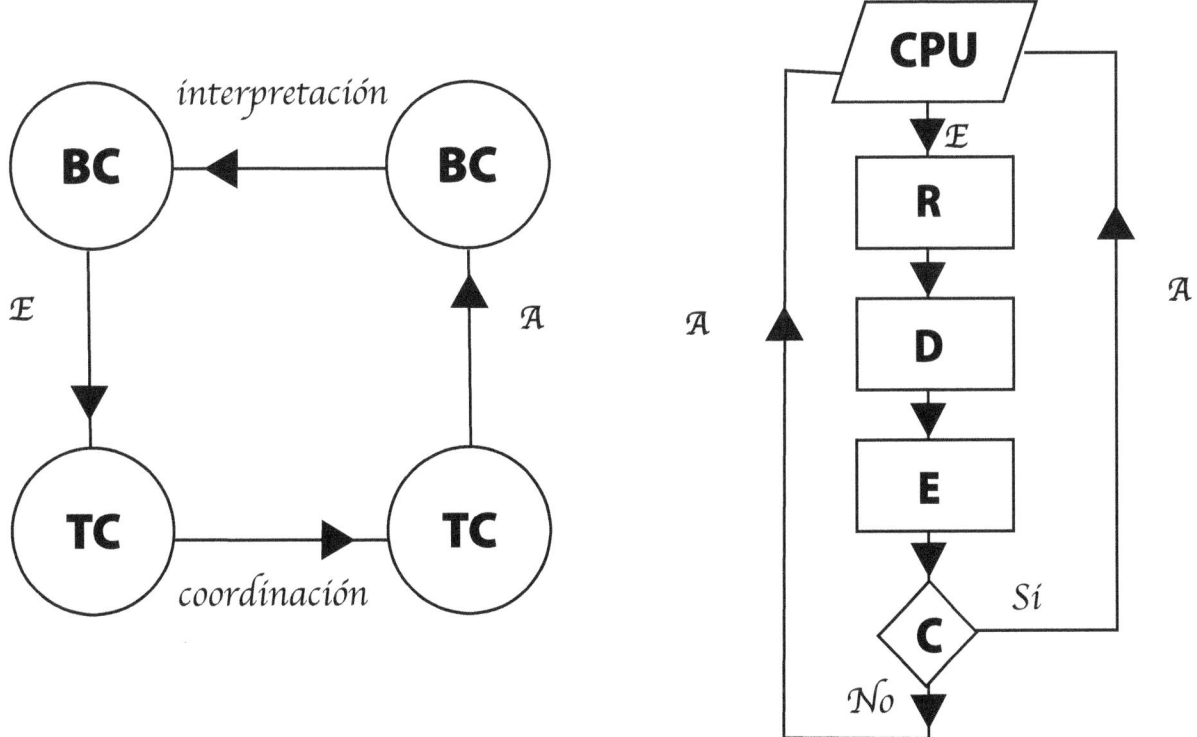

Fig. 4. El ciclo simple con un paso adicional, a saber, de interpretación/decodificación.

Dr. Claude Lessard

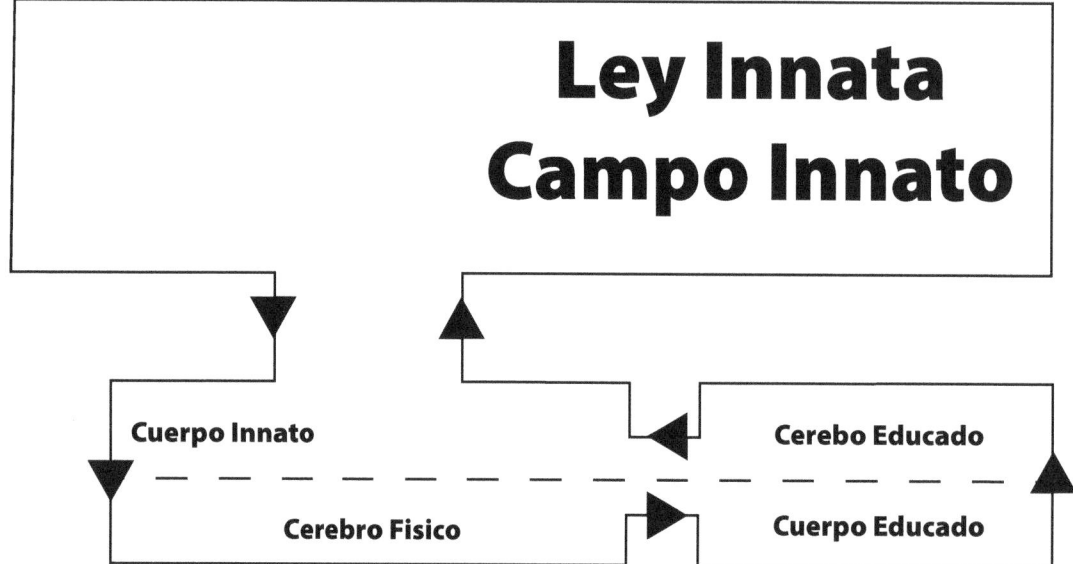

Fig. 5. El "diagrama universal de ciclos" que demuestra el flujo de ciclos de información/F innata conducida para la coordinación de actividades, que está en unidades de información/F y E/materias denominadas inforuns (unidades de información-fuerza a partir de "$E=mc^2$" dado que la energía y la materia son intercambiables).

ART. 39. EL CICLO COMPLETO NORMAL PARA LA COORDINACIÓN DE ACTIVIDADES REPRESENTADO EN FORMA GRÁFICA

La Fig. 6 es una modificación del diagrama del "alfiler de gancho" que incluye los 31 pasos del ciclo. Sigue el patrón de su constructo original en el Libro de Texto de Quiropráctica que tiene el título, El Ciclo Normal Completo.

Cuando el Dr. Ralph W. Stephenson escribió el libro de texto original de quiropráctica en 1927, no tenía ningún conocimiento de procesamiento de datos informáticos. Por lo tanto, el ciclo completo normal para la coordinación de actividades se construyó para demostrar algunos pasos arbitrarios que Stephenson organizó con fines didácticos utilizando el teísmo y las características antropomórficas (por ejemplo, inteligencia universal, mental, creación, personificación física, ideación, inteligencia innata). Hoy en día, estos mismos pasos se pueden demostrar mediante un diagrama de flujo informático sin indicativos de orden teísta o antropomórfica.

El diccionario Merriam-Webster define al término *diagrama de flujo* como un diagrama que muestra la progresión paso a paso a través de un procedimiento o sistema, utilizando especialmente líneas de conexión y un conjunto de símbolos convencionales.

Un diagrama de flujo en quiropráctica es una representación diagramática de un proceso paso a paso de los sistemas corporales. Se trata de un flujo gradual de datos a través de los sistemas de procesamiento de información de las partes del cuerpo. El flujo es un conjunto de operaciones lógicas bajo control innato, sólo si es posible de acuerdo con las leyes universales (Prin. 23, 24). Proporciona una dimensión visual de los símbolos básicos del diagrama de flujo y su uso propuesto en un diagrama de flujo de trabajo. Se trata de símbolos activos que describen pasos lógicos dentro del flujo del impulso innato, desde las instrucciones iniciales (de entrada) hasta las acciones finales (de salida), incluida la retroalimentación para la coordinación de actividades.

1 - Principio Universal de Organización - 31

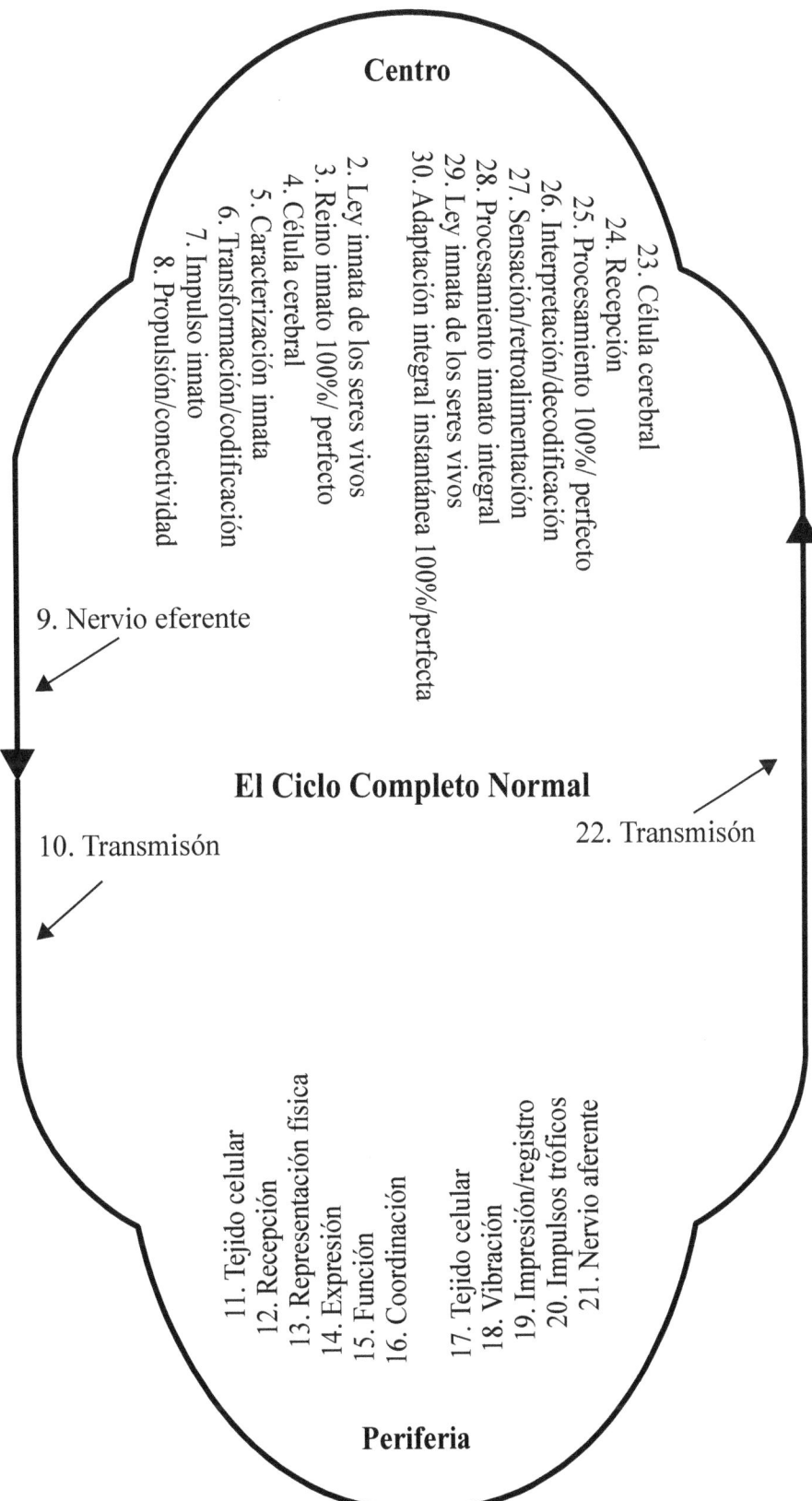

Fig. 6. El diagrama del Ciclo Normal Completo, que demuestra los 31 pasos.

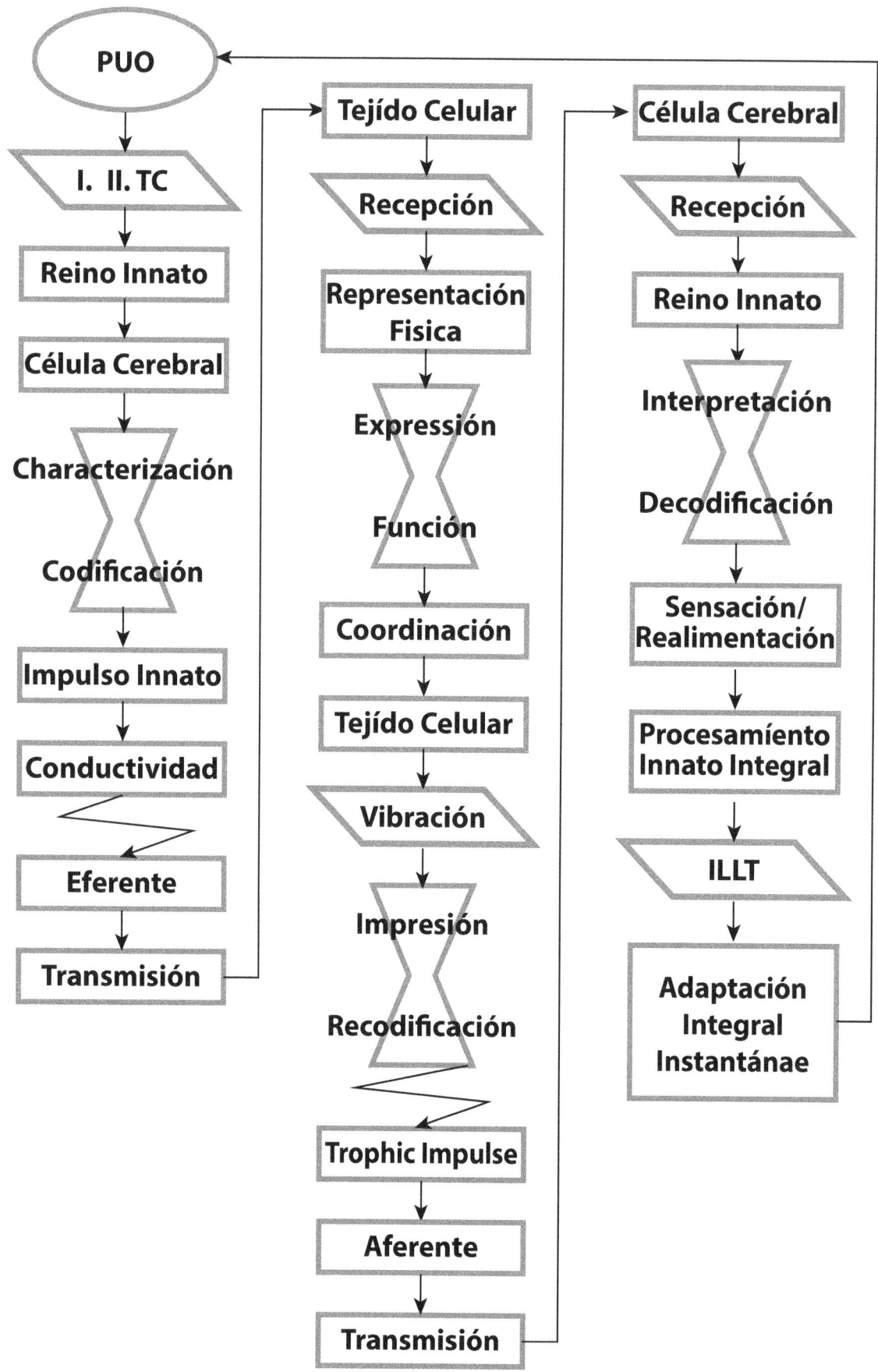

Fig. 7. Los 31 pasos del diagrama de flujo del "Ciclo Normal Completo"

ART. 40. UNIDADES

El estudio de los ciclos quiroprácticos utiliza su propio y único sistema de unidades de información/F y E/materia.

La unidad de información/F es la *inforun* (unidad de información/F). La unidad de E/materia es la célula tisular del cuerpo que incluye el cerebro físico. La unidad más pequeña en función es la célula tisular para la coordinación de actividades. Todos los pasos del ciclo son los nombres de las unidades de información/F, procesos, E/materia y áreas. Como el C.G.S. (Centímetro, Gramo, Segundo) es el sistema de unidades fundamental en el estudio de la física, o que el I.P.O. (Entrada, Proceso, Salida, según las siglas en inglés) lo es en el estudio de la informática, así también el I.II.TC. (*inforun*, impulso innato y célula tisular) es el sistema de unidades fundamental en el estudio de la quiropráctica. Son términos exclusivos del léxico quiropráctico.

Dr. Claude Lessard

CUESTIONARIO DE REVISIÓN, ARTÍCULOS 32 - 40

1. ¿Qué es la Unidad Central de Procesamiento (CPU) en los cuerpos animales?

2. ¿Dónde se encuentra la Ley Innata de los Seres Vivos dentro de su cuerpo?

3. ¿Qué es un ciclo?

4. ¿Cuál es el ciclo que aborda la quiropráctica?

5. ¿Cuántos ciclos hay en el universo?

6. ¿Cuántos ciclos hay en el cuerpo humano?

7. ¿Por qué es necesario ir de lo general a lo particular en el estudio de los ciclos?

8. ¿Por qué los ciclos de la quiropráctica son meros nombres de pasos?

9. Nombre los pasos del ciclo simple.

10. ¿Cuántos pasos hay en el ciclo normal completo?

11. ¿Cuántos son eferentes y cuántos aferentes?

12. ¿Cuál es la unidad más pequeña de la E/materia considerada en función?

13. ¿Qué es una *inforun*?

14. ¿Qué es un diagrama de flujo en quiropráctica?

ART. 41. LA CAUSA FUNDAMENTAL EN LA QUIROPRÁCTICA

La causa fundamental en la quiropráctica es la capacidad del principio universal de organización para organizar toda lainfinita información/F en el campo universal para proporcionar las propiedades y las acciones de E/materia manteniéndola en existencia (Prin. 1). La filosofía quiropráctica afirma que una inteligencia universal es la capacidad de este principio de organización, que es el punto de partida de la ciencia básica de la quiropráctica, porque la organización es sinónimo de inteligencia. El estudiante puede entonces preguntarse: "¿De dónde procede esta inteligencia universal?". Esta pregunta queda fuera del ámbito de la filosofía, la ciencia y el arte quiropráctico. Es una pregunta que pertenece a otro ámbito de estudio. La quiropráctica no es teología ni espiritualidad ni religión ni ocultismo, etc.

Filosóficamente en quiropráctica nos ocupamos de una inteligencia universal como causa fundamental de un principio de organización que es necesario para mantener el universo en existencia. El principio universal de organización es la condición inicial de la ciencia básica de la quiropráctica. Este principio universal de organización es un principio que organiza continuamente la información/F, aportando propiedades y acciones a toda la E/materia para que se mantenga continuamente en existencia. El principio universal de organización es inagotable e ilimitado en su organización sin fin de la información/F que aporta propiedades y acciones a la E/materia ya existente. Por lo tanto, la ley innata de los seres vivos tiene una abundancia ilimitada de información/F que adaptar a fin de mantener vivo el cuerpo de un ser vivo durante toda su vida. Sin embargo, aunque la ley innata es 100%/perfecta, siempre adaptará la información/F y la E/materia para el cuerpo sólo si es posible de acuerdo con las leyes universales (Prin. 24). La ley innata está limitada por las limitaciones de la E/materia y por el tiempo.

ART. 42. LA CAUSA SOBRESALIENTE DE LA PRÁCTICA DE LA QUIROPRÁCTICA

La causa sobresaliente es la adaptación inmediata de la información/F para que el conjunto de células biológicas se construya y se mantenga viva momento a momento de acuerdo con las leyes universales. La filosofía quiropráctica identifica esto como una causa sobresaliente, debido a su necesidad para la organización y aplicación de las normas que rigen el cuerpo de un ser vivo. Nos referimos a esta causa "sobresaliente" como la ley innata de los seres vivos (Prin. 20). Desde el punto de vista filosófico, dado que la organización denota inteligencia, se la ha denominado inteligencia innata de la vida. La ley innata ha sido diseñada por una inteligencia universal como continuación esencial del principio universal de organización que es intrínseco al creciente nivel de complejidad del cuerpo de un ser vivo. Constituye la vida biológica. Es una adaptación de la información/F y la E/materia expresada por la E/materia viviente (Prin. 13).

Nos ocupamos en este momento de este tema, filosóficamente, como una explicación que es difícil de variar, de una parte del diagrama universal. Se la denomina la causa sobresaliente de la práctica de la quiropráctica porque es intrínseca y está localizada sólo en el cuerpo de un ser vivo, y la quiropráctica está principalmente comprometida con el cuerpo humano vivo. Es una ley sobresaliente porque es una extensión esencial continua del principio fundamental para gobernar los niveles más complejos de la E/materia viva. No existe demarcación entre la ley innata de los seres vivos y el principio universal de organización. No es necesaria, ya que todo lo que es no-discreto está en todas partes.

ART. 43. CAMPO INNATO

El campo innato es ese aspecto no-discreto del cuerpo que es utilizado por la ley innata, como un sistema operativo, para adaptar, ensamblar, codificar y caracterizar la información/F universal en información/F innata. El campo innato es operado por la ley innata para ensamblar la información/F innata para su uso en el cuerpo, y para la coordinación de actividades (Prin. 23). Recibe la información/F innata directamente de la ley innata. Es el sistema operativo de la ley innata para gobernar todo en el cuerpo. Es vital y no puede faltarle armonía ya que es 100%/perfecto y no-discreto, tal como lo es la ley innata (Prin. 23). Su ubicación es dondequiera que la ley innata esté en el cuerpo, es decir, en todas partes dentro del cuerpo. El campo innato no sólo está confinado al cerebro físico del cuerpo, sino que está en todas partes del cuerpo del ser vivo. Su existencia es real, es vital, y es un campo operado por la ley innata.

En el suministro de información/F innata al campo innato por la ley innata no interviene ninguna transmisión, radiación u oscilación. No hay necesidad, ya que ambos son no-discretos, y están en todas partes dentro del cuerpo. Por esta razón el campo innato siempre tiene 100%/perfecta información/F innata. Siendo esto cierto, la función es 100%/perfecta, y siempre congruente con el principio de coordinación de la acción (Prin. 32). Por supuesto, está sujeto a traumas ya que interactúa con el cuerpo donde lo no-material se une con lo material, lo no-discreto con lo discreto a través de la información/F innata (Prin. 10). El campo innato es un medio por el cual se logra la interacción entre la ley innata y la interoperabilidad de todas las funciones corporales para que éstas sean gobernadas. El campo innato es el sistema utilizado por la ley innata a través del cual organiza y ensambla la información/F uniéndose a la E/materia viva. Este sistema operativo debe ser suministrado con sustento ya que sirve de interfaz e interactúa con la E/materia. El campo innato es un medio de interfaz que es un campo de operaciones para ensamblar información/F innata y está localizado en todas partes dentro de todos los tejidos del cuerpo vivo. Es el campo de operaciones informáticas de la ley innata para controlar y gobernar, por eso se llama campo innato. Lo que ocurre en el campo innato está siempre bajo el control de la ley innata. El campo innato es el sistema operativo de la ley innata para computar y procesar todo. Lo que sucede en cualquier parte del campo innato se experimenta simultáneamente en todas partes del campo innato. Es en el campo donde ocurre la adaptación, el ensamblaje, la caracterización y la codificación de la información/F constructiva. Es dentro del campo innato donde el control innato de la ley innata gobierna cada proceso del cuerpo vivo, sin excepción. El campo innato operará, de ser posible, de acuerdo con las leyes universales; está limitado por las limitaciones de la E/materia (Prin. 24).

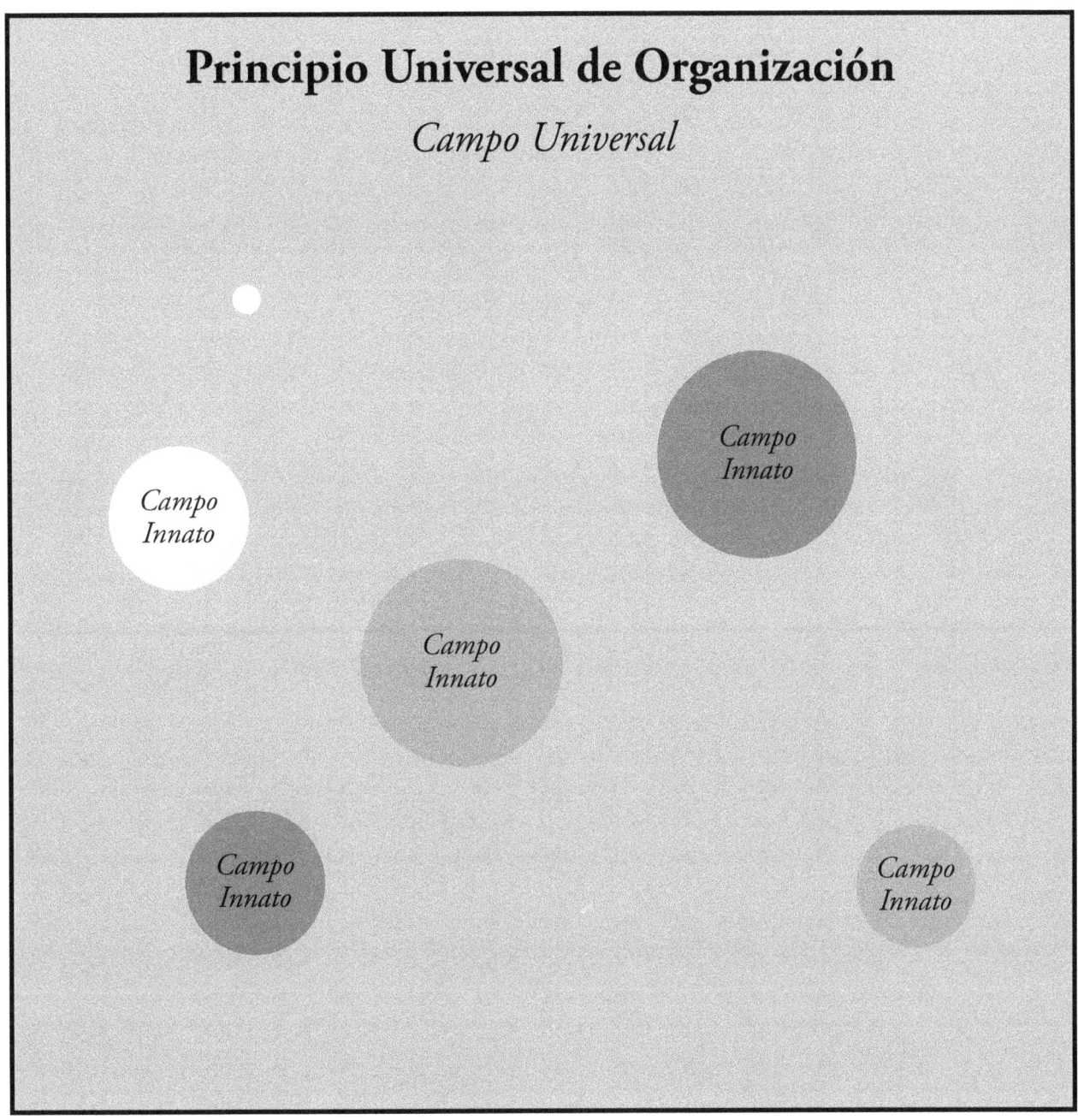

Fig. 8. El recuadro indica TODA existencia viviente, y no-viviente mantenida por el principio universal de organización indicado en gris regular. La ley innata de los seres vivos es una parte del principio universal de organización. Es una extensión esencial del principio universal de organización diseñado y programado por una inteligencia universal. Sólo es posible que la ley innata adapte la E/materia (y la información/F) para mantenerla viva durante toda la vida debido al signo de la vida denominado adaptabilidad. El grado de adaptación de la ley innata depende de su nivel de organización (Prin. 24). Los seres vivos se representan como campos innatos, regidos por la ley innata, dentro de la existencia bajo el principio universal de organización, parte de ella, pero distintos. Tienen distintos tonos de gris según su nivel de complejidad. Todos siguen siendo grises. Sólo diferentes tonos de gris para representar los distintos estados de la E/materia viva.

Dr. Claude Lessard

ART. 44. EL CEREBRO EDUCADO

Es la parte del cerebro físico utilizada por la ley innata de los seres vivos como órgano, para la razón, la memoria, la educación, la conciencia y las funciones voluntarias, incluida la voluntad. La ley innata le suministra impulsos innatos. Está sujeto a la falta de armonía (DES-ARMONÍA), debido a subluxaciones vertebrales directa o indirectamente, por lo que puede tener descoordinación de acción. No es vital. Está situado en la corteza cerebral del cerebro físico. Es el principal órgano de adaptación a las condiciones ambientales.

El cerebro educado es un órgano utilizado por la ley innata para varios fines específicos, del mismo modo que el hígado y el estómago se utilizan para determinados propósitos. Está construido de E/materia viva y por lo tanto tiene limitaciones (Prin. 24). Debido a estas limitaciones de la E/materia, cualquiera de sus funciones se descompone, incluyendo los pensamientos, la intuición, el instinto, el procesamiento intelectual del cálculo, el razonamiento, el almacenamiento y la recuperación de la memoria, las percepciones y evaluaciones ambientales, y los impulsos innatos "teñidos" en impulsos educados para acciones voluntarias conscientes que pertenecen a la voluntad. Aunque el deterioro se puede atribuir a una multitud de causas, la quiropráctica aborda una sola causa: la subluxación vertebral. La subluxación vertebral interfiere en la transmisión de los impulsos innatos para la coordinación de las actividades de las partes del cuerpo (Prin. 23). El objetivo quiropráctico se aplica en la práctica mediante la localización, el análisis y la implementación de la corrección de las subluxaciones vertebrales, de acuerdo con los principios de la ciencia básica de la quiropráctica (Prin. 29, 30, 31). La práctica del objetivo quiropráctico no es nada más que eso, nada menos que eso y ninguna otra cosa.

Con respecto al "teñido" de los impulsos innatos para las acciones voluntarias, es una capacidad del cerebro educado del individuo para imbuir un carácter específico de su resolución a un impulso innato que lo transforma en un impulso educado para realizar un determinado acto voluntario. Por ejemplo, el tipo de músculo responsable de mover el brazo para alcanzar un vaso de agua se llama músculo voluntario. Está unido a los huesos del hombro, el brazo, la muñeca, la mano y los dedos. Mueve estos huesos bajo el control educado de la persona al recibir impulsos educados de su cerebro educado que se conducen a través de su sistema nervioso. Cuando su control educado deja de teñir los impulsos innatos, los impulsos educados dejan de ser transmitidos y los músculos se relajan y dejan de realizar acciones voluntarias. Esta acción voluntaria sólo se puede producir porque el impulso innato original es una información/F universal adaptada, caracterizada y codificada por la ley innata. Sin embargo, el cerebro educado le imprime entonces un nuevo carácter específico y lo transforma en un impulso educado para las acciones voluntarias. Las acciones voluntarias se llevan a cabo porque se utiliza el cerebro educado para realizarlas.

Por lo tanto, el cerebro educado posee una capacidad de funcionamiento que consiste en una versatilidad aprendida que puede "teñir" los impulsos innatos que llevarán a cabo acciones voluntarias; se denomina inteligencia educada (véase el léxico/glosario). Se estudiará en profundidad en el Volumen Cuatro.

Nota: Se recuerda al estudiante que el principio universal de organización es el principio quiropráctico fundamental inicial que organiza la información/F proporcionando propiedades y acciones a toda la E/materia para que se mantenga en existencia; luego para la E/materia viva, alguna información/F es adaptada por la ley innata en impulsos innatos para la coordinación de actividades de todas las partes del cuerpo vivo; alguna información/F es adaptada en rayos innatos u ondas innatas para el metabolismo de todas las células del cuerpo. En cualquier caso, algunos impulsos innatos son teñidos por la determinación/intención/resolución del individuo, utilizando su inteligencia educada del cerebro educado para la realización de acciones voluntarias.

ART. 45. CUERPO INNATO

El cuerpo innato está constituido por todas las células de los tejidos del cuerpo vivo. Todas las células del cuerpo vivo reciben información/F innata para el metabolismo y las funciones involuntarias. El cuerpo innato recibe impulsos innatos, codificados y ensamblados dentro del campo innato, a partir de la ley innata, centralizados en el cerebro (CPU) y distribuidos a través de los nervios (transmisores) para la coordinación de las actividades de las partes del cuerpo. El cuerpo innato también recibe rayos/ondas innatos, codificados y ensamblados dentro del campo innato, a partir de la ley innata, irradiados u oscilados desde el interior de todas las células del cuerpo vivo para su metabolismo respectivo y específico.

Todas las células del cuerpo vivo constituyen el cuerpo innato (Véase la Fig. 5). Se distinguen según la función, no según la anatomía. Todos los tejidos deben tener un control innato para el metabolismo, incluso aquellos tejidos que se utilizan para funciones voluntarias. Las células de los tejidos de los sistemas que poseen funciones voluntarias tienen al mismo tiempo, funciones involuntarias debido a sus actividades metabólicas. Todas las células están bajo el completo gobierno de la ley innata para mantenerse vivas a través de su respectivo y específico metabolismo.

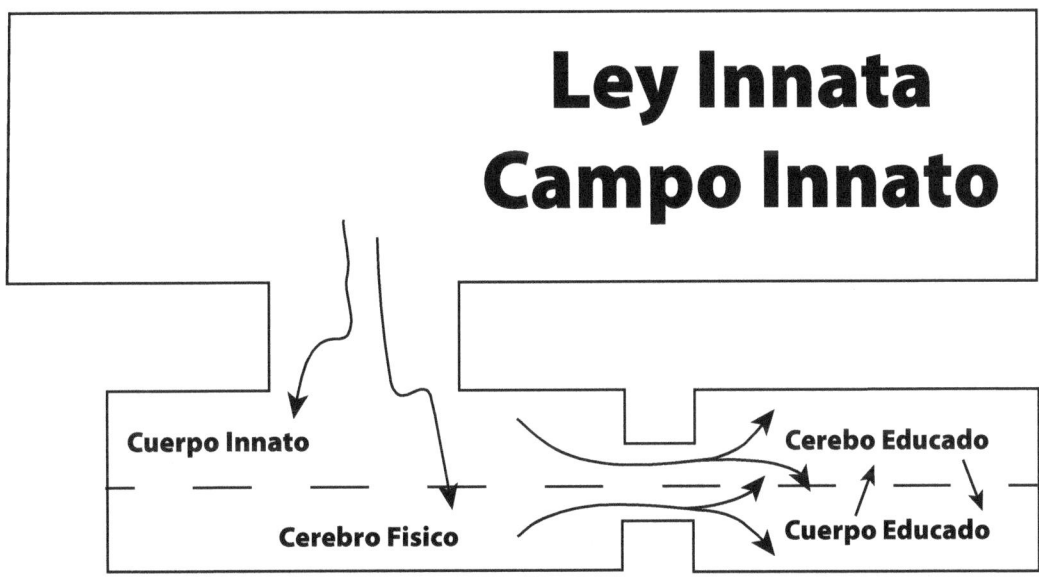

Fig. 9. El "Diagrama Universal de Ciclos" muestra el flujo de información/F innata codificada que consiste en rayos innatos irradiados y/u oscilados para el metabolismo, así como los impulsos innatos conducidos para la coordinación de actividades y los impulsos educados teñidos para las acciones voluntarias. A lo largo del texto sólo se estudiarán los impulsos innatos conducidos para la coordinación de las actividades, ya que la práctica de la quiropráctica sólo se ocupa de las interferencia en la transmisión de los impulses innatos conducidos para la coordinación de las actividades (Prin. 29, 30, 31, 32).

ART. 46. EL CUERPO EDUCADO

El cuerpo educado está formado por todas las células de los tejidos que reciben impulsos innatos del campo innato a través del cerebro educado y que se han transformado en impulsos educados para las funciones voluntarias. Estas mismas células son parte del cuerpo innato en tanto se refieren al metabolismo y a las funciones involuntarias (Véase la Fig. 5). Se distinguen según la función, no según la anatomía. El cuerpo educado se refiere a los sistemas que pueden funcionar a voluntad (músculos, cerebro educado, etc.), movimientos voluntarios o conscientes. Educadamente, la determinación/intención/resolución del individuo no tiene control sobre los movimientos involuntarios de ninguna célula de los tejidos. Aunque podemos ser conscientes de algunos de los movimientos involuntarios que se producen en algunas de las células de los tejidos, somos inconscientes del metabolismo que está ocurriendo dentro de estos tejidos.

ART. 47. INFINITO

Según el diccionario Merriam-Webster, el término *infinito* es "que se extiende indefinidamente: interminable, que no tiene límite, inagotable, que no está sujeto a ninguna limitación".

Universal significa en todas partes del universo. Si algo es universal, se encuentra en todas partes, en todos los lugares. La interpretación predominante es que el término universal es un absoluto. El universo se extiende por todas partes; es infinito. No tiene límites de espacio/tiempo, ni de nada. No tiene fronteras. Esto es cierto tanto para el universo material como para el no material. El universo material está compuesto de E/materia. El universo no material está compuesto de abstracciones, inclusive de una inteligencia universal que ha diseñado un principio organizador que gobierna cada partícula de la E/materia del universo. Este principio universal de organización manifiesta muchas leyes y abstracciones universales posteriores a través de la organización continua de información/F que brinda propiedades y acciones de la E/materia, manteniéndola así en existencia (Prin. 1, 8, 10, 13, 14, 15). El universo 100%/perfecto es infinito. El término infinito es descriptivo y se aplica al principio universal de organización (Prin. 1) y a una inteligencia universal como su causa filosófica fundamental.

ART. 48. FINITO

Según el diccionario Merriam-Webster, el término *finito* es "que tiene límites definidos o definibles; que tiene una naturaleza o existencia limitada".

Finito es un término aplicado a la E/materia viva porque se mantiene viva por la ley innata sólo durante un cierto límite genético de tiempo. Por lo tanto, la E/materia viva es finita según sus limitaciones de vida. Por otra parte, la naturaleza de la ley innata, siendo una extensión esencial del principio universal de organización no discreto, es infinita y adapta la E/materia viviente sólo si es posible de acuerdo con las leyes universales (Prin. 24). Sin embargo, la E/materia universal es infinita como se menciona en el Art. 47, ya que se mantiene continuamente en existencia por el principio universal de organización. Toda E/materia viviente está hecha de E/materia universal que se adapta mediante la ley innata dentro de los límites de su adaptabilidad. La E/materia viva es finita en cuanto a su duración de vida. Sin embargo, también es infinita en cuanto a su existencia, ya que toda E/materia se mantiene continuamente en existencia por el principio universal de organización. El principio universal de organización y la ley innata de los seres vivos (que es una continuación esencial de principio universal de organización) son infinitos, ya que ambos son no discretos, es decir, no materiales. Resulta crucial diferenciar que los seres vivos tienen límites en su vida (genéticos, hereditarios, circunstanciales, ambientales, etc.) El Principio

24 establece que la ley innata, que es no-discreta y es ilimitada, adaptará la información/F y la E/materia sólo si es posible de acuerdo con las leyes universales. Es en extremo importante que sigamos los principios de la ciencia básica de la quiropráctica, de lo contrario correremos el riesgo de desviarnos de la práctica del objetivo quiropráctico.

ART. 49. EL PRIMER PASO DEL CICLO NORMAL COMPLETO DE COORDINACIÓN DE ACTIVIDADES: EL PRINCIPIO UNIVERSAL DE ORGANIZACIÓN

Obsérvese que el ciclo normal completo que se estudia en quiropráctica sólo se refiere a la coordinación de las actividades de las partes del cuerpo. Otro ciclo (entre una infinidad de ciclos) está operando en lo que respecta al metabolismo de las células del cuerpo (demostrando la interoperabilidad de la membrana celular, mitocondrias, cilios, lisosomas, centríolos, microtúbulos, golgi, núcleo, cromatina, ribosomas, citoplasma, etc.) La práctica de la quiropráctica no se ocupa del ciclo del metabolismo celular, a pesar de que puede ser interferido por una multitud de causas. La práctica de la quiropráctica SOLO se ocupa de restablecer la transmisión de los impulsos innatos para la coordinación de las actividades mediante la corrección de las subluxaciones vertebrales (Prin. 29, 30, 32).

El principio universal de organización es el principio organizador infinito que mantiene todo lo existente. Este principio es universal y, como tal, pertenece al universo. La Quiropráctica se apropia de este principio universal de organización, como principio fundamental inicial de su ciencia básica, que es intrínseco a todo espacio/tiempo y E/materia, y que organiza todas las cosas, tanto materiales como inmateriales.

El principio universal de organización es inherente a todo espacio/tiempo y E/materia. Es la causa de la organización universal. Es 100%/perfecto. La organización es sinónimo de inteligencia. Por lo tanto, desde una observación teleológica, la filosofía quiropráctica afirma que el principio universal de organización ha sido diseñado por la inteligencia universal 100%/perfecta. No se puede equivocar; es ilimitado porque no es discreto y es 100%/perfecto. El principio universal de organización es la condición inicial de la ciencia básica de la quiropráctica. No es una inteligencia universal el punto de partida de los principios de la ciencia básica de la quiropráctica. Es el principio universal de organización el principio fundamental de la ciencia básica de la quiropráctica; su función es organizar la información/F universal brindando continuamente propiedades y acciones a toda la E/materia, manteniéndola así en existencia (Prin. 1). El principio universal de organización se despliega en una extensión esencial continua, llamada ley innata de los seres vivos (Prin. 20), a medida que aumenta el nivel de complejidad de la E/materia con características novedosas de organización de los seres vivos. El principio universal de organización extiende su continua función organizadora en una ley innata con el fin de adaptar la E/materia viviente; implementa así las reglas que rigen la E/materia viviente e incluso hasta la E/materia pensante, como manifestaciones infinitas, según la escala de complejidades. La quiropráctica reconoce el principio universal de organización como el principio del ciclo completo normal, para la coordinación de las actividades de las partes del cuerpo de los seres vivos. El principio universal de organización también mantiene continuamente todo lo existente. Sin el principio universal de organización no se podría mantener la existencia. Por lo tanto, en la ciencia básica de la quiropráctica, el principio universal de organización es el punto de partida fundamental, la condición inicial del ciclo completo normal. Es el primer paso arbitrario del ciclo completo normal, ya que es infinito.

Dr. Claude Lessard

Al tratarse de un principio infinito, el principio universal de organización no se puede definir. Todo lo que podemos hacer es obtener una explicación finita difícil de variar y formular una afirmación a priori basada en su manifestación a partir de una observación teleológica, que demuestre su existencia a través de su función, que es la organización universal. Esta afirmación a priori es el principio inicial de la ciencia básica de la quiropráctica. Es un elemento fundamental de la quiropráctica; es la condición inicial de la ciencia básica de la quiropráctica. El principio universal de organización es un elemento fundamental de la premisa mayor de la quiropráctica (Prin. 1). Dado que el principio universal de organización mantiene toda la E/materia en existencia, es también el comienzo de todo ciclo que existe, inclusive el ciclo completo normal para la coordinación de actividades.

ART. 50. EL SEGUNDO PASO DEL CICLO NORMAL COMPLETO DE COORDINACIÓN DE ACTIVIDADES: LA LEY INNATA DE LOS SERES VIVOS

La ley innata de los seres vivos es el principio organizador innato que controla y gobierna el cuerpo de los seres vivos. Es una extensión continua esencial del principio universal de organización que se rediseña en una ley innata, la que construye información/F innata para ser expresada por la E/materia viviente (Prin. 13, 23, 26). Su finalidad es mantener vivo el cuerpo de un ser vivo (Prin. 21). La ley innata es el principio organizador innato intrínseco a la E/materia viva que la adapta eficazmente y la información/F para gobernar su optimización. La ley innata es parte del principio universal de organización, siendo también distinta de él (Prin. 20) (Fig. 8).

Mientras que la ley innata es la extensión continua esencial del principio universal de organización, significa una adaptación, control y gobierno 100%/perfectos que el principio universal de organización expresa a través de la E/materia viva localizada más compleja. Toda la E/materia es mantenida en existencia por el principio universal de organización, y si por un momento esto se interrumpiera, la E/materia dejaría de existir. Así es como el principio universal de organización es el principio fundamental de la ciencia básica de la quiropráctica, su condición inicial, y siempre está continuamente organizando todo en el universo con el 100% de lo que se requiere para existir y funcionar. La E/materia viviente es la evidencia de la organización compleja de los muchos estados de la E/materia, que requieren adaptación mediante la extensión esencial continua del principio universal de organización llamado la ley innata de las cosas vivas. La E/materia viva requiere específicamente la adaptación constante inmediata mediante la ley innata para mantenerse viva y manifestar una organización animada, en forma de movimiento (Prin. 14, 15) que evidencia los signos de la vida (Prin. 18). La ley innata adapta la información/F y la E/materia para usarlas en el cuerpo, de modo que todas las partes del cuerpo tengan coordinación de acciones para mutuo beneficio (Prin. 23).

El diccionario Merriam-Webster define al término *organizar* como:

> 1: formar una unidad coherente o un todo funcional: INTEGRAR
>
> 2: hacer que se desarrolle una estructura orgánica.

Esta definición arroja una luz interesante sobre el tema, ya que muestra que para que un grupo de partes interdependientes tenga una relación coherente de cooperación entre sí, deben estar fundamentadas en torno a un control rector esencial, continuo que integre su interoperabilidad. En quiropráctica, ese control rector es la ley innata de las cosas vivas (Prin. 20) y revela el comienzo de la filosofía quiropráctica con su explicación -difícil de variar- sobre la práctica de la quiropráctica. Es el segundo paso del ciclo normal completo para la coordinación de las actividades; también es el Principio 20 de la ciencia básica de la quiropráctica. Por lo tanto, vemos que los principios de la ciencia básica de la quiropráctica son claramente el vínculo entre la filosofía quiropráctica y el arte de la quiropráctica. Sin principios rectores, la filosofía es demasiado vaga para ser aplicada a través del arte.

Observamos que existen varios estados y niveles de organización de los seres vivos. Algunos no están mucho más desarrollados que la E/materia inorgánica. (Véase el círculo claro en la Fig. 8). Sin embargo, se rigen por la misma ley innata 100%/perfecta, que adapta exactamente sus diferentes niveles de organización. Estos seres vivos son animados perfectamente por la ley innata según el estado específico de su E/materia particular. No sólo se mantienen en existencia por el principio universal de organización, sino que se mantienen vivos por su extensión continua esencial, a saber, la ley innata de los seres vivos, según las leyes universales (Prin. 24). Esta ley innata es no discreta, lo que significa que es no material, al igual que el principio universal de organización. Por lo tanto, es 100%/perfecta para cualquier nivel de organización compleja de E/materia (Prin. 22). Tanto un camarón como una ballena se rigen por la misma ley innata 100%/perfecta (Prin. 7, 20, 21, 22). Si se trata de un ser vivo, se debe regir por la ley innata 100%/perfecta para mantenerse vivo según las limitaciones de la E/materia y el tiempo (Prin. 24).

La cantidad de E/materia de un ser vivo es limitada. La ley innata es ilimitada. La ley innata puede adaptar una cantidad infinita de información/F, a extraer de todo el universo, para ser utilizada en el cuerpo de un ser vivo concreto (Prin. 9). La ley innata adaptará la E/materia sólo si es posible de acuerdo con las leyes universales (Prin. 24). El diferente nivel de organización de la E/materia determina el grado de complejidad de su expresión de información/F (Prin. 13).

Cuando el cuerpo del ser vivo ha alcanzado sus límites de adaptabilidad, su E/materia no se destruye, sino que se deconstruye, y vuelve a su estado elemental. La ley innata dejará de adaptar la E/materia de ese ser vivo ya que sólo lo hará si es posible de acuerdo con las leyes universales. Dado que la ley universal de la vida genética para el cuerpo de este ser vivo en particular ha alcanzado sus límites y ha vuelto a su estado no vivo, la ley innata ya no gobierna sus funciones. Nuevamente, su E/materia no se destruye, sino que se deconstruye y vuelve a su estado inorgánico. Puede seguir llamándose E/materia orgánica, ya que conserva la forma de la E/materia orgánica y sigue teniendo funciones orgánicas a nivel celular durante el estado de descomposición, pero ya no está viva en lo que respecta al cuerpo del ser vivo. La mayoría de los tejidos corporales, a excepción de los huesos, se descomponen rápidamente. Mientras que la ley innata ya no gobierna las estructuras del cuerpo de un ser en particular, el principio universal de organización mantiene continuamente en existencia los elementos atómicos fundamentales de esa E/materia a través de la organización continua de la información/F que suministra sus propiedades y acciones (Prin. 1, 14).

Esta ley innata adapta y ensambla la E/materia para utilizarla en el cuerpo construyéndola en estructuras que se mantendrán vivas sin romper una ley universal (Prin. 23, 24). Esto significa que su función es conforme a un diseño universal programado por una inteligencia universal. Se trata de un control localizado e innato que adapta y ensambla la información/F, a partir de su infinita provisión, para la autocorrección de las estructuras vivas, a través de una continua reorganización constructiva de la E/materia viva de acuerdo con las leyes universales (Prin. 23, 24). Así como adaptamos educadamente la gravedad, la electricidad y el calor para nuestro uso y conveniencia, la ley innata adapta la información/F y la E/materia universales para su utilización en el cuerpo, de modo que todas las partes del cuerpo tengan acciones coordinadas para un beneficio mutuo (Prin. 23). Después de construir la estructura del cuerpo, la ley innata continúa adaptando el material y la información/F para mantenerlos vivos, de acuerdo con las leyes universales (Prin. 21, 23, 24).

La distinción entre el principio universal de organización y la ley innata de los seres vivos es que el principio universal de organización mantiene continuamente toda la E/materia en existencia, mientras que la ley innata de los seres vivos mantiene viva la E/materia solamente durante la vida, de ser posible según las leyes universales. La ley innata está limitada por las limitaciones de la E/materia y del tiempo. Esta distinción se debe al creciente nivel de complejidad de la E/materia que requiere ser adaptada para permanecer viva durante su vida útil dentro de sus limitaciones (Prin. 24).

Por supuesto, la ley innata siendo la extensión esencial del principio universal de organización que es infinito, y que está continuamente manteniendo la E/materia en existencia, es también infinita. No se puede dividir. La ley innata es justamente el control que proporciona las normas que rigen a la E/materia viviente. La E/materia, en tanto, es limitada y la ley innata siendo 100%/perfecta y congruente no infringe sus propias normas reguladoras. Por ejemplo, la ley innata codifica y procesa el material genético de la mosca de mayo (o efímera) de modo tal que su estructura esté construida para que viva menos de 24 horas. Por consiguiente, la ley innata adaptará el cuerpo de la mosca de mayo hasta que alcance su límite de longevidad. En cambio, el material genético del tiburón de Groenlandia ha sido codificado y procesado por la ley innata de modo tal que su estructura está construida para que viva más de 270 años. La ley innata adaptará el material del tiburón, siempre que sea posible de acuerdo con las leyes universales (Prin. 24). En estos dos casos, la posibilidad de expresar la información/F innata radica en la estructura genética del material del cuerpo de los seres vivos y su potencial adaptabilidad (Prin. 13). La ley innata es siempre 100%/perfecta para todos los organismos. No varía. Es absoluta. Por otro lado, es la E/materia viva la que varía en adaptabilidad según su forma estructural, su material genético y sus condiciones medioambientales (como se demostrará en el próximo artículo). Dado que las subluxaciones vertebrales interfieren en la transmisión de los impulsos innatos, aumentan aún más la limitación de la E/materia del cuerpo vertebrado vivo.

CUESTIONARIO DE REVISIÓN, ARTÍCULOS 41 - 50

1. ¿Cuál es el sinónimo de la expresión causa fundamental?

2. ¿Cuál es el sinónimo de la expresión causa saliente? Explique esa ley.

3. ¿Qué es el campo innato?

4. ¿Cuál es la principal característica del campo innato?

5. ¿Qué es el cerebro educado?

6. El cerebro educado, ¿gobierna el cuerpo?

7. ¿Qué es el cuerpo innato?

8. ¿Qué es el cuerpo educado?

9. ¿En qué "cuerpo" se encuentran las células materiales del cuerpo educado?

10. ¿Qué significa el término universal?

11. ¿Qué significan los términos finito e infinito?

12. Explique el principio universal de organización, primer paso del ciclo para la coordinación de actividades.

13. ¿Cuál es la ley innata de los seres vivos?

14. ¿Qué significa organizar?

15. ¿Cuál es la diferencia entre el principio universal de organización y la ley innata de los seres vivos?

16. ¿Qué principio se utiliza como punto de partida de la filosofía quiropráctica que es la plataform sobre la que se construye el arte de la quiropráctica según este ciclo?

17. ¿Cuál es el vínculo entre la filosofía y el arte en la quiropráctica?

Dr. Claude Lessard

ART. 51. LA LEY INNATA ES INTRÍNSECA A TODOS LOS SERES VIVOS

Siempre que las moléculas y los átomos hayan sido construidas en estructuras celulares por la información/F instructiva de la ley innata, a estas células se las denomina E/materia viva. Mientras se mantienen animadas y están activamente vivas, es esta ley innata (principio organizador innato de la E/materia viva) la que controla y rige a esas células vivas.

Los seres vivos se extienden a través de una amplia gama de complejos estados organizativos de E/materia. Todos los seres vivos deben tener, al menos, un signo de vida para estar vivos (Prin. 18). Algunos organismos vivos poseen tan poca organización animada que a veces resulta muy difícil distinguir estos seres vivos de las estructuras inanimadas. Sin embargo, el mero hecho de que estén vivos requiere un control y un gobierno 100%/perfectos por parte de la ley innata intrínseca (Véase el círculo de línea delgada en la Fig. 8).

Ya sean simples o complejos, a través de todos los niveles, humanos, animales, aves, peces, reptiles, insectos, plantas u organismos unicelulares, todos los seres vivos están controlados y gobernados por la ley innata intrínseca. Desde la perspectiva más amplia, las formas de dichos organismos compuestos de E/materia viva organizada y adaptable requieren una adaptación ampliada de la ley innata. Ello se debe a un movimiento y adaptabilidad más complejos de la E/materia viva dentro de su entorno. No depende necesariamente de la cantidad de E/materia. Algunos organismos vivos unicelulares se pueden adaptar a entornos más desafiantes, mientras que los organismos más complejos no pueden hacerlo. Por ejemplo, una medusa de aguas profundas de aproximadamente media pulgada de tamaño se puede encontrar a profundidades de 3.000 pies (914,4 metros) adaptándose muy bien a su medioambiente extremo, mientras que un delfín de 500 libras (226,8 kilogramos) puede bucear a no más de 1.000 pies (304,8 metros) de profundidad. Lo mismo se puede decir de un león de 300 libras (136,07 kilogramos) que se adapta a una temperatura de 120 °F (48.8 °C) y no sobrevivirá a -40 °F (-40 °C), mientras que un oso polar de 300 libras (136,07 kilogramos) se adaptará a -40 °F (-40 °C) y no sobrevivirá a 120 °F (48.8 °C).

Según los principios de la ciencia básica de la quiropráctica, la vida se estudia en forma general y específica. Más exactamente, la existencia y la viabilidad se pueden considerar como fases contrapuestas. Toda la E/materia tiene existencia, que es el movimiento de sus partículas elementales (Prin. 14, 15). La viabilidad es la capacidad de la E/materia para vivir. Desde una perspectiva global, el desarrollo de la ciencia y de la filosofía quiropráctica se enfrenta a sistemas complejos, que se extienden desde múltiples niveles de organizaciones de la E/materia, desde la E/materia no viva dividida a E/materia no viva condensada, a E/materia viva adaptativa, a E/materia viva pensante, subiendo por la escalera de la complejidad. Hay que tener en cuenta que la práctica de la quiropráctica se ocupa únicamente de los vertebrados, principalmente de los humanos y de una variedad de animales domésticos, ya que sólo aborda el tema de las subluxaciones vertebrales.

ART. 52. TERCER PASO DEL CICLO NORMAL COMPLETO PARA LA COORDINACIÓN DE ACTIVIDADES: REINO INNATO 100%/PERFECTO

Es la simple actividad de la ley innata. Se trata de un reino no material. Pertenece al espacio donde la ley innata controla y gobierna la organización de la E/materia viviente a través de la adaptación integral instantánea. Es un campo de actividad no discreto y estrictamente abstracto. Es el reino de la actividad innata, lo que significa que es donde la ley innata esta computando y procesando (Prin. 33). La ley innata, como parte del principio universal de organización, es la ley de adaptación de la vida, que reorganiza continuamente la información/F y la E/materia dentro de los límites de la adaptación (Prin. 24). Desde la filosofía quiropráctica, entendemos que la organización es sinónimo de inteligencia. Por lo tanto, una inteligencia universal que es 100%/perfecta (Prin. 5) diseñó y programó el principio universal de organización que también es 100%/perfecto y completo. Intrínseco al diseño del principio universal de organización hay un programa de computación ilimitado que organiza continuamente la información/F ilimitada e infinita dentro del universo, independientemente de las condiciones medioambientales.

La función del principio universal de organización es organizar continuamente la información/F que brinda propiedades y acciones a toda la E/materia para mantenerla en existencia y también a través de su extensión continua esencial, la ley innata de los seres vivos, mantener viva exclusivamente la E/materia viva de acuerdo con las leyes universales (Prin. 1, 8, 21, 24). Todo lo que se mantiene en existencia está organizado de manera continua por el principio universal de organización (Prin. 1), y todo lo que se mantiene vivo es instantáneamente adaptado por la ley innata de los seres vivos, de acuerdo con las leyes universales (Prin. 20, 21, 23, 24). Al proceso de organización universal y adaptación innata se lo denomina caracterización, tratándose de la construcción y computación de códigos específicos por parte del principio universal de organización que organiza la información/F universal. Asimismo, se trata de la reconstrucción (códigos modificados para la E/materia viviente) de información/F instructiva específica por parte de la ley innata que adapta la información/F universal para ensamblarla en información/F innata. Toda la E/materia debe tener un carácter determinado para mantenerse continuamente en existencia. También debe tener un carácter añadido y modificado (modificador) para mantenerse viva durante toda la vida de acuerdo con las leyes universales (Prin. 24).

Cada hecho abstracto, cada diseño, cada estructura, cada acto de cada una de las partes del cuerpo, o del cuerpo como un todo, es computado y ensamblado primero por la ley innata 100%/perfecta (Prin. 22) en el campo innato de la cosa viva Recuérdese, el campo innato es ese aspecto no discreto del cuerpo que es utilizado por la ley innata, como un sistema operativo. Es donde la ley innata adapta, ensambla, computa, codifica y caracteriza la información/F universal en información/F innata. Es parte del campo innato. El campo innato es operado por la ley innata para ensamblar la información/F innata para ser utilizada en el cuerpo y para la coordinación de actividades (Art. 43 y Prin. 23). Es el sistema operativo de la ley innata como un "software" innato 100%/perfecto. La caracterización adaptada, computarizada y codificada de la información/F innata comienza en el reino no material, el área no discreta, que está dondequiera que opere la ley innata, que está en todas partes del cuerpo. Luego se centraliza en el cerebro físico, como impulsos innatos, para ser conducidos a través de los nervios para la coordinación de las actividades. También se irradia y oscila, desde el interior de la célula para el metabolismo como rayos innatos u ondas innatas. Se recuerda al estudiante que la práctica de la quiropráctica se ocupa exclusivamente de la interferencia en la transmisión de los impulsos innatos a través de la localización, análisis y facilitación de la corrección de las subluxaciones vertebrales. La actividad del principio universal de organización consiste en organizar continuamente la información/F para mantener la existencia de la E/materia (Prin. 1). La actividad de la ley innata consiste en adaptar (reorganizar) la información/F y la E/materia para mantener viva a la E/materia, durante toda la vida (Prin. 21, 24). La actividad del principio universal de organización y su extensión continua esencial, la ley innata de los seres vivos, se denomina control de la organización. Es una fase importante de la vida que la quiropráctica no pasa por alto. Se advierte al estudiante que recuerde que el control y el gobierno de la organización no es un principio, sino la actividad del principio.

Dr. Claude Lessard

ART. 53. CONTROL INNATO

El término control innato es la actividad de la ley innata en el campo innato. Es la introducción de instrucciones innatas, como gobierno, en la E/materia a través del campo innato. La quiropráctica sostiene que la ley innata es el proceso dinámico de computación, siendo una actividad local que controla y gobierna el cuerpo de un ser vivo. Es una necesidad intrínseca para que el cuerpo viva. Explica el surgimiento de patrones complejos en un medio homogéneo, el cuerpo de un ser vivo. En general, el surgimiento de patrones y estructuras complejas se explica por la diversidad y la adaptabilidad en la E/materia viva. Sin la ley innata, la E/materia no se mantiene viva en absoluto. El término control innato es estrictamente un término quiropráctico (Véase el léxico.) Es consistente con la filosofía quiropráctica y significa el gobierno total y absoluto de la ley innata del cuerpo de los seres vivos (Prin. 20, 21).

Control innato es el término que se aplica a lo que la ley innata hace cuando realiza su trabajo de computación para la adaptación. Es el procesamiento dinámico 100%/perfecto de los datos que adapta la información/F y la E/materia (Prin. 23). El control innato y el control educado (para acciones voluntarias) son términos quiropráticos que se utilizan para indicar el tipo de computación que se está realizando. Cuando la ley innata no está realizando su computación y procesamiento, no hay control innato, no hay vida en absoluto. Es un indicador de que la E/materia viva se ha deconstruido y ha vuelto a sus elementos básicos de la E/materia universal. Ahora es la E/materia no viva la que sigue existiendo siempre bajo el gobierno del principio universal de organización.

Utilicemos algunas analogías:

Comparemos a un director de música con la ley innata, su escenario con el campo innato, su orquesta con el cuerpo y la música con el proceso dinámico del control innato. Cuando el director da instrucciones a su orquesta como cuerpo de expresión, se oye la música de la sinfonía. Cuando el director deja de dar instrucciones, no hay música expresada como sinfonía.

Comparemos ahora con una profesora que enseña desde casa utilizando su computadora. La profesora es comparable a la ley innata, su computadora es comparable al cerebro, sus instrucciones son comparables al control innato. Cuando la profesora introduce instrucciones en su ordenador, como agente de expresión, hay enseñanza. Cuando la profesora deja de introducir datos, no hay instrucciones que expresen la lección como resultado.

Comparemos a un piloto con la ley innata, el espacio aéreo con el campo innato, su avión con el cuerpo, sus órdenes que comandan al avión con el control innato. Cuando el piloto da órdenes, hay vuelo. Cuando el piloto deja de dar instrucciones, el avión deja de volar. Ya no hay resultados.

En todos estos ejemplos, la actividad del director de música, de la profesora o del piloto es el control del proceso.

La actividad de la ley innata en el campo innato del cuerpo es el control innato. El producto de esta actividad es la información/F innata como impulsos, rayos u ondas innatas. Esta es la interfaz de un fenómeno puramente no discreto. Es el paso necesario para unir lo no material y lo material. Es un paso transitorio al impulso físico que lleva una instrucción no física. La información/F innata es la instrucción a la E/materia viviente para que ésta pueda realizar su función, sea cual sea en ese momento. El control innato es el acto de ensamblar la información/F en el campo innato. Incluso cuando el cerebro educado es seleccionado como el órgano de expresión de las acciones voluntarias, la información/F innata debe primero ser ensamblada en el campo innato (Véase la Fig. 5 y el Prin. 23).

Como aclaración adicional, el término pensamiento se ha utilizado mucho en quiropráctica debido a su pasado tono antropomórfico. Es un término que describe al producto de la acción de pensar. Hace 100 años la concepción predominante era que el "pensamiento" sólo se producía en el cerebro educado. Sin embargo, el Dr. B.J. Palmer, al desarrollar la filosofía quiropráctica, fue un paso más allá y personificó la ley innata. Le asignó características humanas a esta ley científica. A menudo mencionaba, en muchos Libros Verdes (Green Books), que tenía "destellos de pensamiento procedentes de la Innata", que "ella" era su guía, que era "ella" la que pensaba y que él simplemente seguía sus órdenes. B.J. Palmer optó por explicar la sabiduría del cuerpo en términos antropomórficos. Así entendía B.J. Palmer el funcionamiento de la ley de la vida. Se basaba en los conocimientos que disponía en aquella época. También estaba influido por el contexto de su época, como también por sus propias intuiciones personales. Así fue como B.J. decidió desarrollar la quiropráctica. Se han hecho muchas conjeturas sobre el por qué B.J. personificó la "Innata". Cualquiera que sea la razón, a pesar de las inexactitudes de representar a la ley innata de esta manera, es mi humilde opinión que sin B.J. Palmer, la quiropráctica no podría haberse convertido en lo que es hoy, un simple enfoque humanitario no adulterado de la vida.

No fue sino hasta 1973, en Sherman College of Chiropractic de Spartanburg, Carolina del Sur, cuando algunos quiroprácticos empezaron a ver que el antropomorfismo era, según la concepción imperante en la época, simplemente una forma de hablar de la sabiduría del cuerpo que no se podía explicar de otro modo. Era la personificación de un principio intangible no discreto, no material. Hoy en día, de acuerdo con la nueva información y conocimientos disponibles, la nueva comprensión es, ante todo, que la ley innata es un principio organizador científico e innato (Prin. 20). La ley innata es intrínseca al cuerpo de todo ser vivo para mantenerlo vivo mediante su control 100%/perfecto, de acuerdo con las leyes universales (Prin. 21, 23, 24). Está diseñada y programada por una inteligencia universal. Debemos tener siempre presente que, a través de observaciones teleológicas, la organización 100%/perfecta es sinónimo de inteligencia 100%/perfecta (Prin. 5, 22).

A medida que perfeccionamos los conceptos quiroprácticos, reconocemos que los pensamientos forman parte de nuestra naturaleza como seres humanos. Sin embargo, los pensamientos no sólo ocurren en el cerebro educado. "Los pensamientos ocurren no sólo en el cerebro, sino en una enmarañada comunicación entre el cerebro, el cuerpo y el medio ambiente".[13] Por ejemplo, alguien tiene el pensamiento "Necesito agua, tengo sed". Eso se debe a que partes de su cuerpo recibieron simultáneamente instrucciones, a través de lo computado por la ley innata, de producir determinadas sustancias químicas en su cuerpo, quizás debido a factores del medio ambiente (como el calor exterior). Sus células cerebrales produjeron una sustancia química llamada angiotensina-2 que, a su vez, influyó en su comportamiento de tal manera que comenzó a buscar una botella de agua. Al mismo tiempo, su hipotálamo también produjo una sustancia química llamada angiotensina-2, que provocó la secreción de una hormona llamada ADH, que hizo que su cuerpo retuviera agua para mantenerse en equilibrio. Sus células cardíacas también generaron angiotensina-2 para retener el agua. Sus células renales produjeron angiotensina-2 para no perder agua en la orina, y sus células cutáneas produjeron angiotensina-2 porque necesitaban agua. El pensamiento "tengo sed" no surgió primero en el cerebro, sino que se produjo simultáneamente en todo el cuerpo. Cada célula recibe el pensamiento al mismo tiempo, aunque pensemos que lo recibimos primero en el cerebro. Hoy en día la nueva noción que se tiene es que el acto de crear pensamientos escapa no sólo del confín del cerebro físico, sino que el "pensamiento" ni siquiera está confinado a nuestros cuerpos; está en todas las partes del medio ambiente, en todo el espacio/tiempo, todo al mismo tiempo. No sólo tenemos un cuerpo pensante controlado y gobernado por la ley innata, este cuerpo pensante es parte de un universo pensante mantenido en existencia y controlado por un principio universal de organización, que ha sido diseñado por una inteligencia universal

---

[13] Wilson, A.D., Golonka S. "Embodied cognition is not what you Think it is." Front Psychol. 2013; 4:58 Published 2013 Feb 12.

100%/perfecta. Pensamos en grande. Pensamos en voz alta. Pensamos con originalidad. Pensamos con los pies en la tierra. Pero lo que no hacemos es pensar única y exclusivamente dentro de nuestras cabezas. Los pensamientos no se limitan a nuestro cerebro. Recorren una red que se expande por todo nuestro cuerpo. La idea que prevalece hoy en día en la investigación científica apunta a algo mucho más profundo y radical. No se trata solamente de que nuestro cuerpo influye en los pensamientos, es que el propio "pensamiento" es un sistema que se desarrolla simultáneamente en el cerebro, en el cuerpo y en el entorno que nos rodea. Fue el filósofo francés René Descartes quien dijo una vez: "cogito ergo sum". Pienso, luego existo. Con los nuevos conocimientos actuales sobre cognición incorporada, es muy posible que la filosofía resulte ligeramente distinta: "Soy, luego pienso".

Baste decir que "pensar" en quiropráctica es un término que no se atribuye a la ley innata, sino que se atribuye a la inteligencia educada, que es la capacidad de funcionamiento del cerebro educado. No se utiliza en referencia a la ley innata ni debe ser utilizado de esa forma. Es un proceso aprendido. El proceso del pensamiento puede seguir pareciéndonos puramente inmaterial, sin embargo, las pruebas apuntan a algo bastante material. Desde una perspectiva muy amplia, el desarrollo de la inteligencia educada avanza continuamente hacia una mayor comprensión de los sistemas complejos de la E/materia organizada y adaptativa, que es material, hacia la E/materia pensante, que también es material, subiendo por la escalera de la complejidad. Sin embargo, cuando se trata de la función de la ley innata, la adaptación no es un proceso aprendido. Es una computación adaptada de manera específica, momento a momento, 100%/perfecta. El término que describe a su producto es la información/F innata, que es instructiva para la materia del cuerpo. Se convierte en resultado expresado de la E/materia (Prin. 13) computado a partir de información de entrada adaptada (Prin. 23) de acuerdo con las leyes universales (Prin. 24). La ley innata es básicamente un software ilimitado 100%/perfecto y normal, diseñado y programado por una inteligencia universal, capaz de computar infinitas posibilidades y potencialidades de acuerdo con las leyes universales.

ART. 55. CONTROL EDUCADO

El control educado es la actividad de lo innato en el cerebro educado como órgano. El producto de esta actividad son las acciones voluntarias, tales como el razonamiento, la voluntad, la memoria, los movimientos, etc. Es siempre la ley innata la que adapta la información/F y la E/materia para ser utilizadas en el cuerpo, incluyendo los órganos y los sistemas voluntarios (Prin. 23). Parte de la información/F innata será teñida por la inteligencia educada a través del cerebro educado para las acciones voluntarias (Véase la Fig. 9). Por ejemplo, es importante notar que no debemos saber cómo hacer que funcionen los órganos especiales de los sentidos, aunque podemos desear que ellos actúen. El funcionamiento de los órganos de los sentidos es un control innato. Su uso funcional es un control educado. La información/F educada sirve sobre todo para la adaptación al entorno.

ART. 56. CUARTO PASO DEL CICLO NORMAL COMPLETO DE COORDINACIÓN DE ACTIVIDADES: CÉLULA CEREBRAL

El cerebro (CPU) es un órgano utilizado por la ley innata para centralizar la información/F innata que se ha reunido en el campo innato para ser conducida a través de los nervios para la coordinación de actividades. La ley innata es intrínseca a todas las células de los tejidos del cuerpo. La información/F innata que será conducida a través de los nervios para la coordinación de actividades emana del cerebro físico, que es la unidad central de procesamiento para la distribución. Es donde los impulsos innatos se computan continuamente para la coordinación de las acciones de todas las partes del cuerpo de acuerdo con las leyes universales (Prin. 23, 24). Al igual que el cerebro es un órgano, la célula cerebral es una unidad más pequeña. Las células cerebrales forman la estructura de la CPU donde la ley innata centraliza los impulsos innatos que se conducen a través de los nervios para la coordinación de las actividades. Metabólicamente, es una célula tisular que requiere información/F innata, sangre y suero.

Una célula cerebral es una célula de tejido nervioso, uno de los cuatro tejidos primarios. Tiene muchas propiedades de las células de otros tejidos, ya que posee un cuerpo y un núcleo. Se denomina neurona o glía. Sin embargo, una neurona tiene una arquitectura única en comparación con las células de otros tejidos. Según la NIH, "una neurona tiene tres partes básicas: un cuerpo celular y dos prolongaciones llamadas axón y dendrita. Dentro del cuerpo de la célula hay un núcleo, donde tienen lugar las actividades de la célula y que contiene su material genético. El axón parece una cola larga y transmite los mensajes de la célula. Las dendritas parecen las ramas de un árbol y reciben mensajes de la célula. Las células gliales ayudan a las neuronas en su trabajo; se llaman astrocitos y oligodendrocitos".[14]

Los axones se agrupan formando la médula espinal, que se extiende desde el cerebro en dirección descendente a través del canal espinal. Se ramifican y subdividen hacia todas las partes del cuerpo para coordinar las acciones (Prin. 23, 28). El cerebro y la médula espinal constituyen el sistema nervioso central. Los nervios se denominan sistema nervioso periférico.

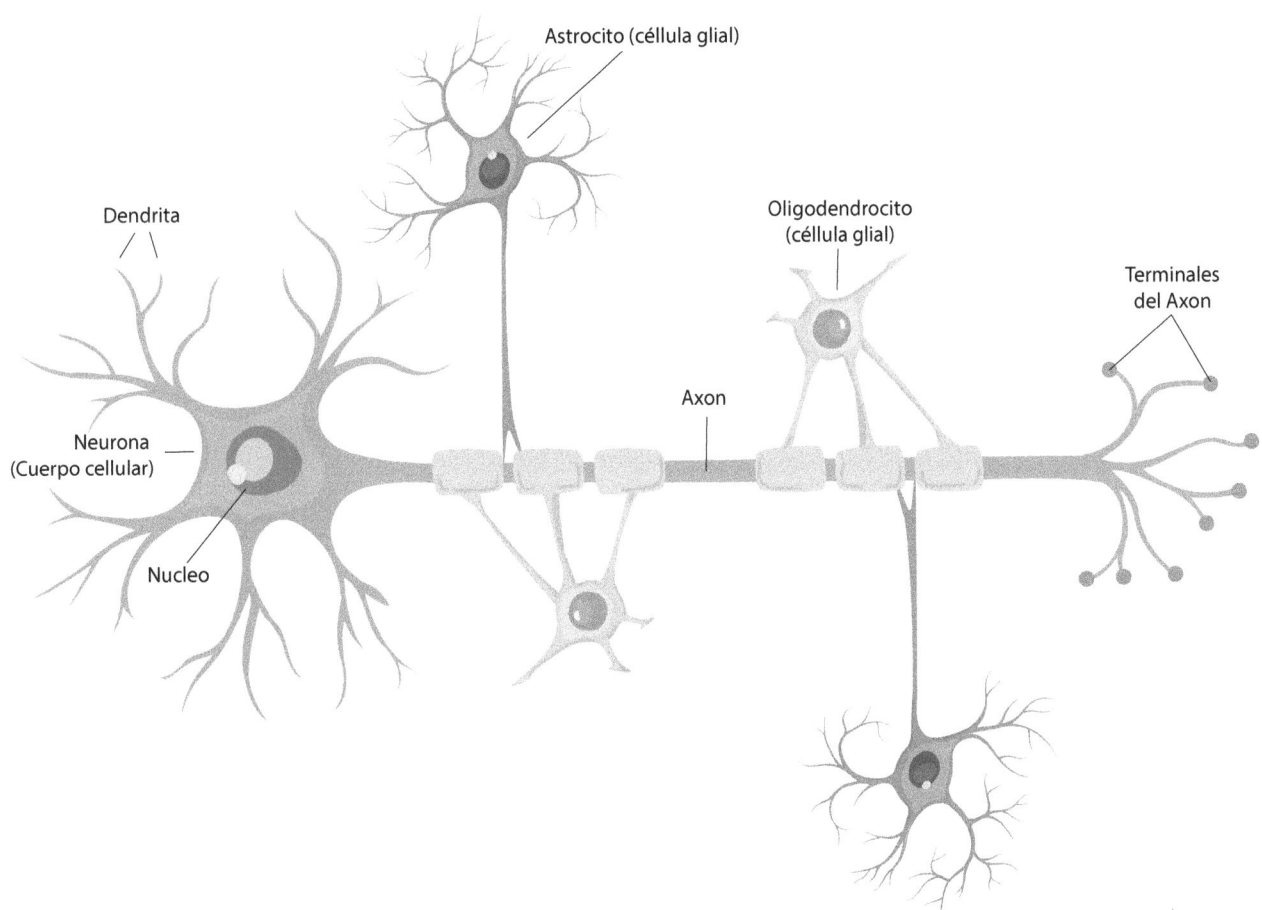

Fig. 10. Diagrama que ilustra las partes de la neurona.

---

14 "Brain Basics: The Life and Death of a Neuron." https://www.ninds.nih.gov/health-information/public-education/brain-basics/brain-basics-life-and-death-neuron#:~:text=A neuron has three basic,sends messages from the cell June 2023

Dr. Claude Lessard

ART. 57. QUINTO PASO DEL CICLO NORMAL COMPLETO DE COORDINACIÓN DE ACTIVIDADES: CARACTERIZACIÓN INNATA

La caracterización/codificación innata es el proceso de adaptación de la información/F universal en el campo innato, de modo que se la pueda utilizar para el mantenimiento y funcionamiento de las células de los tejidos, incluida la coordinación de las actividades de todas las partes del cuerpo (Prin. 8, 23, 28). Es la reorganización y ensamblaje de la información/F en el campo innato, por parte de la ley innata, que emergerá del cerebro físico para ser centralizada y conducida para la coordinación de actividades; o que emergerá de todas las otras células tisulares y será irradiada y/u oscilada para el metabolismo de las células tisulares (inclusive también las células cerebrales.) Esta emergencia de la información/F innata adaptada dentro de las células tisulares es la interfaz donde ocurrirá la transformación. Según el diccionario Merriam-Webster, el término *caracterización* deriva de "carácter, del latín marca de carácter, cualidad distintiva". Nuevamente, según Merriam-Webster, el término *código* es "un sistema de señales o símbolos para la comunicación".

La caracterización/codificación innata en el campo innato se refiere a la adaptación, reorganización y ensamblaje de algo, ya caracterizado por el principio universal de organización. Se trata de una caracterización/codificación realizada de una determinada manera. Es realmente una re-caracterización/codificación de la información/F universal en la información/F innata en el campo innato. Es la ley innata la que está invistiendo a la información/F con un nuevo carácter/código adecuado para que la E/materia viviente se mantenga viva, (Prin. 21, 23) durante su vida de acuerdo con las leyes universales (Prin. 24). La información/F universal ya existe y es continuamente organizada por el principio universal de organización para mantener la existencia de la E/materia (Prin. 1). Por supuesto, existe adaptación, reorganización y ensamblaje de la información/F innata que construye una multitud de estados organizativos complejos de E/materia en estructuras vivientes. Cualquier constructor, por ejemplo, ensambla materiales de construcción en estructuras y reúne a diferentes subcontratistas para organizar y realizar el trabajo. Así es como los materiales de construcción se caracterizan según las formas específicas de la estructura que se está construyendo. A los tablones de madera y los cristales se les da cierta forma, las bobinas de alambre se cortan y ajustan de determinada manera, a las tuberías se les otorga una longitud precisa, etc. Todos los materiales se caracterizan y ensamblan según diseños arquitectónicos específicos. La ley innata no puede deconstruir la E/materia hasta sus partículas elementales; tampoco puede funcionar en contra de las leyes universales (Prin. 24, 25, 26, 27). Sin embargo, la ley innata 100%/perfecta puede adaptar, reorganizar, emplear, disminuir, aumentar, transformar y ensamblar la información/F y la E/materia necesarias para lograr los fines constructivos que mantienen vivo al cuerpo, de acuerdo con las leyes universales (Prin. 21, 23, 24).

La ley innata es también un software 100%/perfecto que utiliza el campo innato como sistema operativo para adaptar y ensamblar la información/F innata. Es en este sentido que se utiliza el término caracterización/codificación en el ciclo normal completo para la coordinación de actividades. Universalmente, la caracterización/codificación es la computación continua de la información/F por parte del principio universal de organización, intrínseco a toda E/materia que ha sido diseñado y programado por una inteligencia universal. El principio universal de organización mantiene continuamente toda la E/materia (viviente y no viviente) en existencia (Prin. 1). Por ejemplo, cuando se construyó la Fig. 8, el tamaño de los círculos, el tono de gris, las letras, las líneas, todos existían como componentes del software de la computadora. Esos signos abstractos se volvieron a caracterizar en visuales significativos adaptándolos para representar figurativamente el contenido del texto como una imagen imaginada.

Recuérdese que la caracterización/codificación innata se realiza de acuerdo con las complejidades organizativas de la E/materia viva que se está adaptando a su entorno interno y externo momento a momento. Al ingresar arbitrariamente a este ciclo, debemos tener siempre en cuenta que, sólo se refiere a la coordinación de las actividades relacionadas con la práctica de la quiropráctica. Por ejemplo, si estudiamos la llegada de la primavera, aprendemos que surge como resultado del agua de ríos y arroyos que producen humedad para el crecimiento de la vegetación. Entendemos, sin embargo, que el agua proviene de un paso anterior en el ciclo, el derretimiento de la nieve de la estación invernal previa. Cada paso sucesivo depende del anterior. La caracterización/codificación innata depende del paso anterior, que es el reino innato 100%/perfecto donde la información/F universal es adaptada por la ley innata. Para que haya coordinación de actividades, la ley innata (software 100%/perfecto) que es intrínseca a la E/materia viva, debe primero adaptar, ensamblar y caracterizar/codificar la información/F para ser conducida como impulsos innatos y transmitida desde el cerebro a través de los nervios, de acuerdo con las leyes universales (Prin. 23, 24, 28, 32).

ART. 58. SEXTO PASO DEL CICLO NORMAL COMPLETO PARA LA COORDINACIÓN DE ACTIVIDADES: TRANSFORMACIÓN/CODIFICACIÓN

La transformación es el paso de la codificación en el que la información/F innata se modifica, convierte y reconstruye en una unidad específica. Se convierte y reconstruye la información/F del reino innato al reino material. Es la codificación de las inforuns (Véase el léxico) por parte del programa software 100%/perfecto, que es la ley innata, dichas inforuns son organizadas y continuamente mantenidas en existencia por el principio universal de organización, para su utilización en la célula tisular. Este paso incluye la modificación de la información/F en un impulso innato que instruye a la E/materia viviente a actuar para la coordinación de actividades (Prin. 23). Se trata de codificar la información innata/F con instruccione específicas, a través de un procesamiento innato 100%/perfecto, momento a momento, para que se pueda expresar en formas físicas (Prin. 13).

La transformación/codificación es el proceso más difícil de comprender del ciclo. La ley innata siempre está actuando de acuerdo con lo que sucede en el cuerpo del ser vivo y su entorno, momento a momento. Adaptará la información/F y la E/materia sólo si ello es posible de acuerdo con las leyes universales (Prin. 24). Cuando la ley innata reúne la información universal/F en el campo innato, ya forman parte de un campo universal de posibilidades y potencialidades ilimitadas. Este es literalmente un campo, en que, si a dicho campo se lo estimula en alguna parte, se lo experimenta en todas sus partes. Este campo universal es el sistema operativo del universo controlado por el principio universal de organización. La información/F universal es continuamente computada y organizada por el principio universal de organización (Prin. 8). El principio universal de organización ha sido diseñado por una inteligencia universal. En este estado inespecífico a la información/F universal se la llama inforuns. Se trata, por el momento, de las instrucciones más específicas del principio universal de organización para controlar las infinitas posibilidades y potencialidades del universo, y son absolutamente abstractas y no discretas (Véase el léxico.) En este campo universal, estas instrucciones forman parte de todo el espacio/tiempo. El universo ya 100%/perfecto (Prin. 5) se mantiene en existencia por el principio universal de organización que es intrínseco a toda la E/materia proporcionando continuamente sus propiedades y acciones (Prin. 1) a través de la organización de la información/F (Prin. 8). La información/F une el principio universal con la E/materia (Prin. 10) y revela la interfaz entre el principio de organización y la E/materia. Es el vínculo entre lo inmaterial y lo material. La transformación/codificación es el proceso de modificación de estas informaciones para convertirlas en informaciones/F innatas que son instrucciones para mantener viva la E/materia de acuerdo con las leyes universales. Es realmente la interfaz que es el enlace entre lo no-material y lo material. Cualquiera que utilice un teléfono móvil verá que en su software está incorporada información instructiva, que es la interfaz que permite la comunicación entre los usuarios. Este software comprende información abstracta en forma de lenguaje de programación compuesto de signos y símbolos. No existe una conexión tangible entre los usuarios que se encuentran a kilómetros de distancia, sin embargo, están unidos a través de ondas electromagnéticas que son intangibles, aunque de ningún modo abstractas, en el sentido de que las posibilidades y potencialidades son teóricas.

Del mismo modo, el cuerpo humano es un dispositivo que los seres humanos utilizan para relacionarse y comunicarse entre sí y con el entorno. Usted no es su cuerpo. Si pierdes un dedo o un ojo, sigues siendo tú mismo. Es a tu dispositivo corporal al que le falta algo, no a ti. El software interno que ejecuta tu dispositivo corporal es 100%/perfecto y jamás necesita actualizarse. Siempre computa con perfecta exactitud momento a momento todas las potencialidades y posibilidades dentro de las leyes universales (Prin. 24). Sin embargo, puede haber interferencias en la transmisión de la información/F innata conducida (Prin. 29). Los quiroprácticos nos ocupamos de la transmisión normal de los impulsos innatos para la coordinación de las acciones (Prin. 31, 32). Nuestra razón de ser es localizar, analizar y participar en la corrección de las subluxaciones vertebrales Cuando las inforuns se transforman son unidades codificadas. Si se centralizan en el cerebro, se denominan impulsos innato que se conducen a través de los nervios para coordinar las actividades. Si emanan de la célula tisular, se denominan rayos innatos que se irradian desde el interior de la célula para controlar sus componentes para el metabolismo. La información/F está ahora fuera del reino innato y en el reino material, en donde se la puede computar para formar instrucciones y expresarse en forma física (Prin. 13). La quiropráctica se ocupa exclusivamente de los impulsos innatos. Un impulso innato es algo más que un impulso quimio-eléctrico material. Se trata de un impulso quimio-eléctrico al que se adjunta un mensaje instructivo, computado y codificado por la ley innata para la coordinación de actividades.

La transformación/codificación modifica la información/F universal que es potencialmente deconstructiva en información innata/F constructiva para mantener el cuerpo vivo (Prin. 26). La transformación/codificación es en cierto sentido una recaracterización que proporciona instrucciones contenidas en el impulso innato. Por analogía, un teléfono móvil de los años 80, al que se apodaba el "ladrillo",[15] era sólo un teléfono para hacer llamadas sin cable. Cuando Apple construyó el iPhone, en enero de 2007, era diferente; las propiedades y funciones del teléfono se habían ampliado. Ya no era sólo un ladrillo, era el iPhone. Un teléfono inalámbrico se había convertido en un dispositivo informático portátil con multitud de funciones, entre ellas una cámara fotográfica y capacidad de localización.[16] La transformación/codificación es el proceso mediante el cual la ley innata computa la información/F y la modifica, pasando de ser SÓLO un estado universal a un NUEVO estado innato para su utilización en el cuerpo y la coordinación de actividades.

ART. 59. SÉPTIMO PASO DEL CICLO NORMAL COMPLETO DE COORDINACIÓN DE ACTIVIDADES: IMPULSO INNATO

Un impulso innato es una unidad de información/F instructiva innata para una parte específica del cuerpo, para un momento específico, para acciones de coordinación (Prin. 23, 32). Es una instrucción especial a una parte del cuerpo para el instante actual. Se diferencia de la información/F universal en que es constructiva para las partes del cuerpo, para un momento concreto, para la coordinación de

---

15 "The Cellphones of the 1980s." techcentral.co.za/the-cellphones-of-the-1980s/191544 Jan 2015.

16 "Steve Jobs debuts the iPhone." history.com/this-day-in-history/steve-jobs-debuts-the-iphone. Published Aug 2012.

actividades. Mientras que la información/F universal no es constructiva en particular para el cuerpo vivo, lo es para todos los momentos en general manteniendo todo en existencia y es demasiado general para ser coordinativa (Prin. 10, 14, 15).

No se comprende del todo lo que son los impulsos innatos. Esto no es una reflexión sobre la quiropráctica, ya que, incluso hoy en 2022, los ingenieros, electricistas, programadores informáticos y físicos no saben realmente qué es un impulso electrónico o qué es la electricidad, excepto para decir que es una forma de energía compuesta por el flujo de electrones.[17] Sin embargo, conocen sus principios y manifestaciones y son capaces de aplicar estos conocimientos en la práctica. Los quiroprácticos conocen los principios de los impulsos innatos y de la información/F, sus manifestaciones y la posibilidad de interferir en su transmisión (Prin. 1, 8, 9, 10, 13, 14, 15, 23, 24, 25, 26, 27, 28, 29, 31). Pueden hacer una aplicación práctica de estos conocimientos para restablecer la transmisión de los impulsos innatos mediante la localización, el análisis y la facilitación de la corrección de las subluxaciones vertebrales. Cualquiera que sea la información/F innata, los quiroprácticos han denominado a una unidad de la misma, un impulso, para la coordinación de las actividades, un impulso innato y para el metabolismo de las células de los tejidos, un rayo/onda innatos. Esto se hace con la misma justificación que los ingenieros eléctricos han denominado amperio a una unidad de corriente eléctrica, o que los programadores informáticos han denominado bit a una unidad de datos.

Cada parte del cuerpo requiere impulsos innatos específicos para coordinar sus acciones en cada momento (Prin. 23, 32). Como las partes del cuerpo son múltiples, se necesita una multitud de impulsos innatos para cada momento. Hay nuevos impulsos para cada cambio adaptativo. Estos impulsos innatos son necesarios y vitales, para la coordinación de las actividades, para el momento particular para el que se caracterizan de acuerdo con la ley innata y para ningún otro. No se pueden almacenar, ni retener o recuperar. Si esto fuera posible, los impulsos innatos se volverían inmediatamente inútiles. Son la instanciación del principio de suministro y computación continuos (Prin. 33). Volviendo a nuestra analogía del iPhone, si un mensaje de texto con instrucciones importantes se retrasara debido a interferencias entre las transmisiones de la señal de la torre, habría consecuencias en el impulso y en la sincronización. Siempre es necesario y vital que haya una transmisión normal de los impulsos innatos (Prin. 27, 29). Por eso los quiroprácticos se aseguran de que no haya subluxaciones vertebrales que interfieran en la transmisión de los impulsos innatos del cuerpo (Prin. 31).

ART. 60. OCTAVO PASO DEL CICLO NORMAL COMPLETO DE COORDINACIÓN DE ACTIVIDADES: PROPULSIÓN/CONDUCTIVIDAD

La propulsión es el impulso inicial de los impulsos innatos de las células cerebrales que se transmitirán a través de los conductores. Es el acto de origen que hace que el impulso innato tenga un movimiento específico para ser conducido a través de los nervios.

El término deriva de propulsar, impulsar hacia delante, según el diccionario Merriam-Webster. El impulso innato es a la vez inmaterial (código instructivo) y material (portador quimio-bio-eléctrico, la célula nerviosa). El impulso innato es información/F que ha sido adaptada e instanciada en el campo innato por la ley innata. Luego se ha centralizado en el cerebro para ser impulsado a través de conductores nerviosos (neuronas-transmisores) para la coordinación de actividades (Prin. 28, 32). Por ejemplo, cuando se escribe en el teclado de una computadora, los códigos no materiales en forma de letras, palabras y frases aparecen en la pantalla como instrucciones para ser vistas en el reino material.

---

[17] Bellis, Mary. "What is Electricity?" thoughtco.com/what-is-electricity-4019643 Sept 2018.

Dr. Claude Lessard

Si se fueran a imprimir en una hoja de papel, habría que pulsar el símbolo de la tecla "imprimir", que proporciona el impulso inicial para propulsar/conducir las señales de los códigos (materiales e inmateriales) que se van a transmitir a la impresora. Del mismo modo, la salida del impulso innato de la célula cerebral, para ser conducido a través de los nervios es la etapa de propulsión, su impulso inicial.

CUESTIONARIO DE REVISIÓN, ARTÍCULOS 51 - 60

1. Un árbol vivo, ¿se rige por la ley innata de los seres vivos?

2. ¿Qué tipo de ser vivo puede vivir en un entorno más amplio?

3. ¿Qué es el reino innato?

4. ¿Qué es lo que adapta la ley innata para mantener vivo a un organismo?

5. ¿Qué es el control innato?

6. ¿Qué es el control educado?

7. ¿Qué es la célula cerebral con respecto al ciclo normal completo?

8. ¿Qué es la caracterización/reorganización innata?

9. Explicar el paso de la transformación/codificación.

10. ¿Qué es el impulso innato?

11. ¿Se puede almacenar o acumular el impulso innato?

12. ¿Qué es la propulsión/conductividad?

Dr. Claude Lessard

ART. 61. EL NOVENO PASO DEL CICLO NORMAL COMPLETO PARA LA COORDINACIÓN DE ACTIVIDADES: NERVIO EFERENTE

Un nervio eferente es el conductor del impulso innato de la célula cerebral a la célula tisular para la coordinación de las actividades. La célula del tejido nervioso está formada por neuronas que se comunican dentro del cuerpo transmitiendo impulsos innatos para la coordinación de las acciones de TODAS las partes del cuerpo (Prin. 23). Las neuronas tienen muchas dendritas y axones celulares largos que se extienden desde sus cuerpos centrales (Fig. 10). Las neuronas eferentes transmiten señales denominadas impulsos innatos desde las células cerebrales a las células tisulares de las partes del cuerpo. Los nervios eferentes son neuronas transmisoras de impulsos innatos, mientras que las partes del cuerpo son receptoras de impulsos innatos.

Los nervios eferentes están formados por células tisulares llamadas neuronas con cuerpo, dendritas y axones que actúan como vías de información para transportar impulsos innatos entre el cerebro, la médula espinal y todas las partes del cuerpo. Los nervios eferentes son neuronas-transmisoras unidireccionales, ya que sólo transmiten impulsos innatos del cerebro- CPU a la parte del cuerpo-receptora.

ART. 62. DÉCIMO PASO DEL CICLO NORMAL COMPLETO DE COORDINACIÓN DE LAS ACTIVIDADES: TRANSMISIÓN

La transmisión, del lado eferente, es el paso del impulso innato de la célula cerebral a la célula tisular de una parte del cuerpo. Es la conducción de la información/F innata para la coordinación de actividades (Prin. 23, 28).

La función del sistema nervioso es transmitir impulsos innatos e impulsos educados desde la célula cerebral a la célula tisular de una parte del cuerpo (eferente), junto con sus impulsos tróficos de retroalimentación, desde la célula tisular de una parte del cuerpo a la célula cerebral (aferente), lo que incluye los impulsos sensoriales. Los impulsos innatos, para la coordinación de actividades, se codifican en instrucciones y se transmiten por el lado eferente a diversas partes del cuerpo de una neurona a otra cruzando sinapsis. Los nervios espinales inervan gran parte del cuerpo y se conectan a través de la columna vertebral a la médula espinal. Aunque los impulsos innatos y los impulsos educados se transmiten por impulso nervioso, que es una excitación electroquímica de las neuronas conducida a través del sistema nervioso del cuerpo, se advierte al estudiante que no confunda ambos. La instrucción codificada de una información/F innata es puramente no material, no discreta, de ahí el término "innata". En cambio, el impulso nervioso es puramente material, discreto, de ahí el término "impulso". Por tanto, un impulso innato es a la vez no material y material. Una multitud de neuronas se construyen en fibras nerviosas por la ley innata con una miríada de frecuencias para conducir impulsos innatos, impulsos educados, impulsos tróficos e impulsos sensoriales. Cuanto mayor sea la frecuencia de conducción, mayor será el impulso de la transmisión. La única forma en que una fibra nerviosa puede interferir con el impulso innato es mediante un cambio en la frecuencia de conducción del impulso. Esa es precisamente la consecuencia de una subluxación vertebral, que es la condición de una vértebra que ha perdido su adecuada yuxtaposición con la vertebra de arriba o con la de abajo, o con ambas; en un grado menor que una luxación; lo que pinza los nervios e interfiere con la transmisión de los impulsos innatos (Art. 26). La subluxación vertebral provoca una falta de armonía en el lugar del pinzamiento que altera la frecuencia de conducción de los impulsos innatos, cambiando el impulso de la transmisión, violando así el principio de coordinación (Prin. 29, 30, 31, 32).

ART. 63. UNDÉCIMO PASO DEL CICLO NORMAL DE COORDINACIÓN DE ACTIVIDADES: CÉLULA TISULAR

La célula tisular es la unidad más pequeña de tejido considerada en función. Es aquella unidad de tejido que con información/F innata realizará una unidad de función para la coordinación de actividades. Es una unidad de E/materia viva. Puede tener muchas funciones, pero la que está relacionada con el ciclo normal completo es la función para la que está construido para beneficiar coordinadamente el bienestar de todas las demás partes del cuerpo (Prin. 32).

El diccionario Merriam-Webster define al término *células* como:

"Una pequeña masa generalmente microscópica de protoplasma delimitada externamente por una membrana semipermeable, que suele incluir uno o más núcleos y varios otros orgánulos con sus productos, capaz, por sí sola o interactuando con otras células, de desempeñarse en las funciones fundamentales de la vida, y que forma la unidad estructural más pequeña de materia viva capaz de funcionar de manera independiente."

El término *Tejido* se define como:

"Un agregado de células generalmente de una clase en particular junto con su sustancia intercelular que forma uno de los materiales estructurales de una planta o de un animal." En la quiropráctica, estudiamos la célula tisular fisiológica e histológicamente como lo hacen otras ciencias. En esto estudios, una célula tisular es la unidad más pequeña de E/materia viva. Se trata de E/materia orgánica y los organismos celulares poseen signos de vida. Debido a ello, el alumno estudiará muchos campos biológicos para comprender el alcance y la profundidad de la quiropráctica, su impacto en el cuerpo y por qué se persigue su objetivo.

En la quiropráctica, consideramos que los tejidos que dependen del impulso innato son instruidos para la coordinación de las actividades. Los quiroprácticos tienen como objetivo la corrección de la subluxación vertebral para el restablecimiento de la transmisión de los impulsos innatos para la coordinación de las acciones que demuestran la actividad del principio organizador de la E/materia viva del cuerpo (Prin. 20). La quiropráctica se interesa por el estudio de la E/materia en el sentido de que busca continuamente la actividad de la ley innata, es decir, el control innato para la coordinación de las acciones de todas las partes del cuerpo vivo. Por lo tanto, el objetivo quiropráctico es corregir las subluxaciones vertebrales para restaurar la transmisión de instrucciones, contenidas en los impulsos innatos, de la ley innata a la célula tisular, a fin de que se coordinen sus actividades durante su vida útil, mientras funciona y todavía tiene la capacidad de reproducirse. Una vez más, el objetivo quiropráctico consiste en eliminar el pinzamiento (corrección de las subluxaciones vertebrales) que interfiere con la frecuencia de conducción de los impulsos innatos, restaurando así el impulso de transmisión para satisfacer el principio de coordinación (Prin. 29, 30, 31, 32).

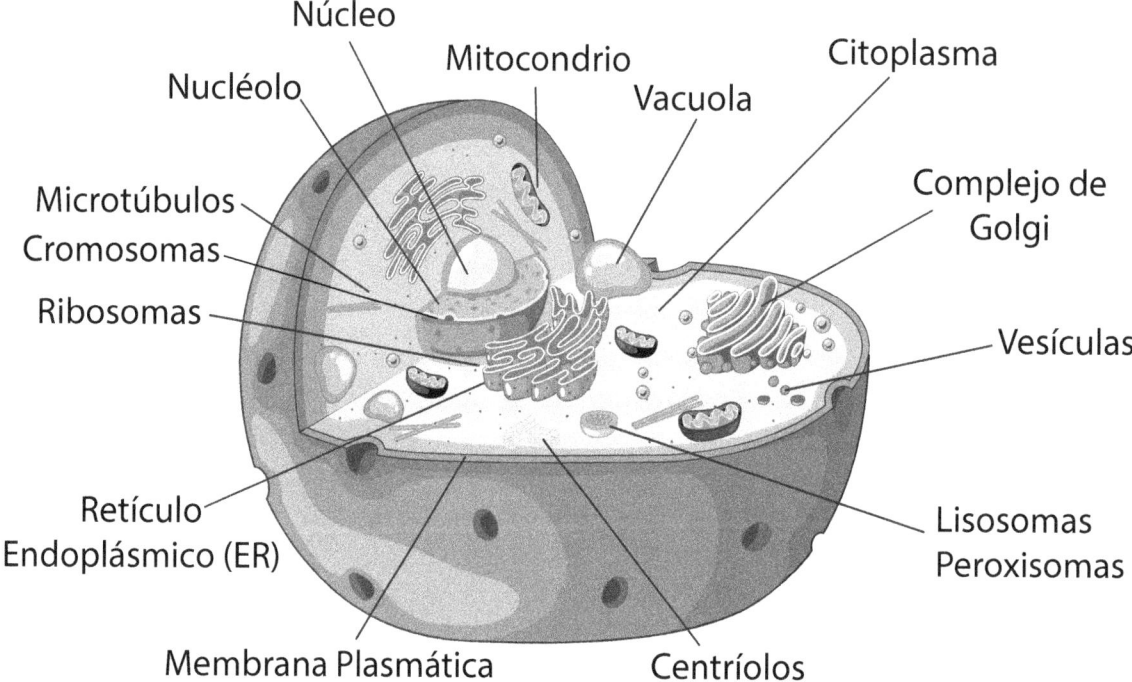

Fig. 11. Muestra algunos de los componentes de una célula. La unidad básica unida a la membrana comprende las moléculas fundamentales de la vida para todos los seres vivos. A menudo, una sola célula es un organismo completo en sí mismo. Otras células se dividen, diferencian y cooperan con otras células especializadas formando organismos pluricelulares, como el cuerpo de los seres humanos y otros animales.

ART. 64. LOS SIGNOS DE VIDA

El diccionario Merriam-Webster define al término *vida* como:

1a: La cualidad que distingue a un ser vital y funcional de un cuerpo muerto.

1b: Un principio o fuerza que se considera subyacente a la cualidad distintiva de los seres animados.

1c: Un estado orgánico caracterizado por su capacidad para metabolizarse, crecer, reaccionar a estímulos y reproducirse.

2: La secuencia de experiencias físicas y mentales que conforman la existencia de un individuo.

Los signos de vida son evidencia de organización. La organización está por todas partes en el universo y denota inteligencia. Por lo tanto, los signos de vida son la prueba de la inteligencia de la vida. Los signos de la vida son también la prueba de la actividad local de una ley innata que controla y gobierna el cuerpo de un ser vivo. Como se menciona en el Art. 50, la ley innata de los seres vivos es una extensión continua esencial del principio universal de organización diseñado y programado por una inteligencia universal. La E/materia viva expresa información/F innata que la mantiene viva durante su vida útil según las leyes universales (Prin. 13, 24).

Existen cinco signos primarios de vida: asimilación, excreción, adaptabilidad, crecimiento y reproducción (Prin. 18). La vida es la cualidad que distingue la E/materia animada de los reinos vegetal y animal de la E/materia inanimada de los elementos de la tabla periódica que no son vivos. La E/materia viva tiene la propiedad de adaptarse al entorno. Los signos de la vida revelan la continua adaptación de la información/F universal y de la E/materia viva por la constante actividad local de la ley innata dentro del cuerpo de los seres vivos (Prin. 18, 19, 20). Es el control innato que instruye a cada célula tisular, mediante rayos u ondas innatas, para el metabolismo y mediante impulsos innatos para la coordinación de las actividades. La práctica de la quiropráctica sólo se ocupa de la corrección de la subluxación vertebral para el restablecimiento de la transmisión de los impulsos innatos conducidos a través de los nervios. Por supuesto, el metabolismo específico de cada célula en cada momento también depende de la coordinación de las acciones de todas las partes del cuerpo (Prin. 23). Sin coordinación de la acción de todas las partes, no puede haber un uso apropiado del cuerpo, aunque sí puede existir metabolismo para la célula, que la mantiene viva pero aislada. No resulta entonces útil para el cuerpo y, con el tiempo, acabará muriendo.

Echemos un vistazo más de cerca, a través del lente de los principios de la ciencia básica de la quiropráctica, y examinemos los cinco signos de vida por orden de importancia: asimilación, excreción, adaptabilidad, crecimiento y reproducción. Cabe señalar que sólo es necesario que esté presente un signo para que la E/materia esté viva. Por supuesto, si un organismo manifiesta cualquier signo, aunque no sea completamente perceptible, también manifestará los signos que le preceden. Por ejemplo, si un organismo manifiesta excreción, entonces debe haber asimilación; si manifiesta crecimiento, debe estar asimilando, excretando y adaptándose, y así sucesivamente.

ART. 65. ASIMILACIÓN

La asimilación es la capacidad innata 100%/perfecta de un organismo para tomar selectivamente en su cuerpo nutrientes materiales, y hacerlos parte de sí mismo de acuerdo con la ley innata al igual que un programa de computación de software normal organizado momento a momento (Prin. 33).

El metabolismo de cada célula de un ser vivo está controlado por la ley innata (Prin. 20, 23). Filosóficamente, dirija su atención al hecho de que cualquier ser vivo que es capaz de tomar materiales alimenticios en su cuerpo, toma sólo aquello de lo que es receptivo en su construcción, o mantenimiento. No tiene receptores para materiales que no puedan ser utilizados en ese proceso. Esto indica capacidad selectiva. La selección requiere un cálculo específico localizado y repetido, momento a momento. La computación específica requiere un programa 100%/perfecto que es un software perfectamente diseñado por la inteligencia, que es intrínseca al cuerpo de cada ser vivo. Se denomina ley innata de los seres vivos. Este software innato se programa según diseños específicos de la E/materia viva, para construir estructuras vivas basadas en materiales genéticos que también se rigen por la ley innata (Prin. 21). En el caso de los seres humanos, la selección de los alimentos para su asimilación comprende al cerebro educado y al entorno externo. Lo que el ser humano introduce en su cuerpo será asimilado para su uso o será eliminado si no es de utilidad, todo ello dentro de la limitación de la E/materia (Prin. 24). Una vez ingerida la sustancia, el cómputo de selectividad es una función innata que está programada para operar únicamente según las leyes universales (Prin. 23, 24). Esto subraya la importancia de elegir sabiamente con nuestro cerebro educado lo que ingerimos y de asegurarnos también de que no haya subluxaciones vertebrales que interfieran en la transmisión de los impulsos innatos.

La asimilación no es sólo la ingesta de nutrientes, sino la utilización de esos nutrientes incorporándolos como parte del ser vivo. Esto se debe a un programa innato 100%/perfecto de acuerdo con el principio de suministro y computación continuos (Prin. 33), diseñado por una inteligencia universal. Implica la interoperabilidad entre las diferentes partes del cuerpo, incluido el sistema digestivo.

Dr. Claude Lessard

ART. 66. EXCRECIÓN

La excreción es la capacidad innata 100%/perfecta de un organismo para desprenderse selectivamente de los materiales de desecho que ya no son útiles en esa estructura, de acuerdo con la ley innata como un programa de computación de software normal organizado momento a momento (Prin. 33).

La ley innata controla la computación de una multitud de funciones de sistemas físicos dirigidas hacia la eliminación selectiva de materiales que han servido a su propósito y que no son utilizables. Si en el alimento hay materiales indeseables que son extraños a los usos del organismo, la ley innata 100%/perfecta se adaptará y computará su información/contenido y los clasificará controlando su eliminación a través de la interoperabilidad de todas las partes del cuerpo involucradas. Esta eliminación se producirá principalmente a través de un proceso de propulsión dentro del tracto gastrointestinal. Los subproductos de desecho del metabolismo se excretarán a través de diversas formas de eliminación del sistema excretor (orinar, defecar, sudar, respirar, toser, estornudar) a través de la interoperabilidad, como se ha dicho. Todas estas funciones fisiológicas son controladas y computadas por la ley innata para el beneficio mutuo de todas las partes del cuerpo de acuerdo con las leyes universales (Prin. 23, 24).

ART. 67. ADAPTABILIDAD

La adaptabilidad es la capacidad innata 100%/perfecta de un organismo para interactuar con la información/F a la que está sometido y actuar sobre ella, para procesarla, ya sea universal o innata. Todos los signos de vida son movimientos específicos de partículas subatómicas de E/materia viva. Se manifiestan por movimientos específicos en la E/materia (Prin. 14), de lo contrario no se considerarían signos de vida. La adaptabilidad es la característica de la capacidad de un sistema para computar y procesar información/F mediante cambios instantáneos momento a momento. La E/materia viva está organizada y construida con la capacidad de ser adaptable por la ley innata. La E/materia viviente puede adaptarse y modificarse de acuerdo con la información /f interna o externa, que emana de las circunstancias de la vida.

Se advierte al alumno que no debe confundir adaptabilidad, adaptación y adaptación integral instantánea 100%/perfecta (Ver léxico).

La adaptación integral instantánea 100%/perfecta es un proceso innato, que tiene lugar dentro del reino innato. Es estrictamente inmaterial. Es un proceso no discreto que tiene lugar en el campo innato para adaptar la interoperabilidad de un organismo a fin de utilizarla en su cuerpo para mantenerlo vivo (Prin. 21, 23). Es integral en el sentido de que se dirige a todas las partes del cuerpo, así como a toda la información universal/F que debe adaptarse simultáneamente. La adaptación es el proceso físico que tiene lugar como manifestación de la adaptación integral instantánea 100%/perfecta como expresión de los rayos/ondas innatos para el metabolismo y los impulsos innatos para la coordinación de las actividades. Es la representación física de la misma. La adaptabilidad es la capacidad de realizar los procesos anteriores. Significa que la adaptabilidad es la capacidad de la E/materia viva de interactuar con un suministro continuo de información/F (Prin. 1, 33), que procede del entorno (interno o externo). Se le comenta al alumno sobre la palabra interfaz, que indica un acto innato. Si la ley innata no fuera intrínseca a la estructura viva, si no hubiera ley innata no estaría viva, y recibiría la información/F sin acción innata, como una roca. Estaría muerta. Los organismos, sin embargo, muestran niveles de organización más complejos que manifiestan acción. En otras palabras, los organismos vivos demuestran una variación continua de niveles de complejidad de organización y, en consecuencia, también de acción que indican una interfaz con exposición continua a la información/F a través de su adaptabilidad.

Esta adaptación innata detallada, instantánea y específica certifica la presencia de estados organizativos altamente definidos de E/materia viva que denotan una interfaz inteligente. El proceso de computar información/F, dentro de la E/materia viviente para la adaptación, es la función de la ley innata 100%/perfecta (Prin. 22, 23), que es instantáneamente integral y normal (Prin. 27). Refleja el diseño perfecto de una ley innata 100%/perfectamente programada desde una inteligencia universal perfecta, de potenciales y posibilidades ilimitadas para computaciones infinitas a cada momento. Se llama adaptación integral instantánea. La manifestación de este proceso de computación de la adaptación integral instantánea puede requerir algún tiempo (Prin. 6) debido a las limitaciones de la E/materia (Prin. 24).

Todos los organismos se benefician de una adaptación integral instantánea. Si no fuera así, no podrían estar vivos (Prin. 23). Un organismo que tiene más desarrollado el tercer signo de la vida está más arriba en la escala de la vida por su capacidad de adaptarse mejor a las condiciones ambientales y ampliar así su abanico de posibles entornos. Los seres humanos tienen el cerebro educado, que es el órgano más potente de adaptación integral instantánea, de ahí su mayor adaptabilidad. También tienen mayor sensibilidad y razonamiento.

Esta adaptación integral instantánea 100%/perfecta se produce en el campo innato que es no discreto. El campo innato está allí donde la ley innata está activa dentro del cuerpo del ser vivo. Es un sistema 100%/perfecto de funcionamiento estructural de E/materia viva con interoperabilidad instantánea según las leyes universales (Prin. 22, 23, 24).

ART. 68. CRECIMIENTO

El crecimiento es la capacidad innata 100%/perfecta de un organismo para expandirse hasta un tamaño maduro según un programa innato 100%/perfecto y depende de la capacidad de asimilación. Lo que se dijo sobre un proceso sistemático programable organizado en lo que respecta a la asimilación y la excreción también se aplica a los procesos integrales instantáneos en el crecimiento. Hay muchas pruebas de un control innato 100%/perfecto demostrado en el crecimiento. Para que un organismo crezca perfectamente hasta su tamaño maduro se requiere un programa de software innato 100%/perfecto, diseñado por la inteligencia para computar toda la información/F en instrucciones que proporcionen propiedades y acciones a la E/materia viviente. La información/F instructiva expandirá la E/materia viva dentro de proporciones exactas y específicas. Una célula de tejido o cualquier otro organismo de un tipo determinado es la misma en todo el mundo. Existe un control innato relacionado con el tamaño y la dirección. Los seres vivos no crecen más allá de su tamaño maduro, que está bajo el control directo de la ley innata intrínseca de los seres vivos según las leyes universales (Prin. 20, 22, 23, 24). El crecimiento es un proceso permanente e irreversible. Todos los seres vivos crecen, mientras que los no vivos no crecen.

ART. 69. REPRODUCCIÓN

La reproducción es la capacidad innata 100%/perfecta de los seres vivos de producir descendencia. Es la capacidad exclusiva de la E/materia viva de perpetuarse. Este signo de vida, como los demás, demuestra una organización que denota inteligencia. La afinidad de un organismo para reproducirse muestra un procesamiento innato integral 100%/perfecto de posibilidades y potenciales ilimitados. Siempre hay un control innato que se manifiesta en todas las formas de reproducción para preservar un equilibrio organizado. Cuando un organismo produce descendencia, perpetúa su especie. Si no fuera así, su especie no continuaría.

En el cuerpo, la instrucción de la ley innata no garantiza que todas las células reproduzcan su tipo extemporáneamente. Si así lo hicieran, no sería una acción coordinada y no preservaría el tamaño, la forma y las funciones del cuerpo. La replicación incontrolada de células en el cuerpo resulta en ineficacia de uso en el cuerpo. En el estudio de estos signos de vida, se menciona con frecuencia la expresión "capacidad innata 100%/perfecta". Nos referimos directamente a la organización de los seres vivos, que denota una inteligencia no discreta. Se recuerda al alumno que utilizamos las palabras organización y capacidad innata 100%/perfecta como sinónimos en relación con la E/materia viva. El alumno puede preguntarse por qué no se menciona la función motora como uno de los signos de la vida, ya que el signo más evidente es el movimiento. Cabe señalar que los cinco signos de la vida son movimiento y, por lo tanto, no es necesario nombrar el movimiento como signo (Prin. 18). La peculiaridad de este movimiento, sin embargo, lo distingue de otros movimientos observables (Prin. 14, 15), en que es adaptable de acuerdo con las leyes universales (Prin. 24). Este movimiento demuestra un programa innato 100%/perfecto de cómputos potenciales y posibilidades ilimitadas que, nuevamente, denota inteligencia. Nada de esto se muestra en el movimiento de la E/materia no viva, como una roca rodante.

Se advierte al alumno no confundir los signos vitales de excreción y reproducción con las funciones primarias de eliminación y replicación. Existe cierta diferencia y se explicará más adelante en el tercer volumen.

ART. 70. DUPLICACIÓN DE CÉLULAS

La duplicación celular se refiere a la expansión de las células en los centros de desarrollo o embrionarios que derivan del blastodermo. Es un proceso por el cual las células replican su contenido y luego se dividen para dar lugar a dos células con contenidos similares. En quiropráctica, la duplicación se considera un centro compuesto por células, que representa una de las cuatro formas de tejidos primarios. Existe un centro para cada tipo de tejidos primarios, de modo que todos los tipos de células pueden duplicarse para el crecimiento, el mantenimiento diario y la reparación. La continuidad de la vida de una célula a otra se debe a lo que se denomina ciclo celular, que es una secuencia organizada de etapas de la vida de una célula. También se denomina recambio celular.

La duplicación está estrechamente relacionada con el crecimiento, la reparación y el mantenimiento de una célula. Considerando la duplicación como una función, nuestro estudio puede ser más exacto si examinamos una célula de tejidos como una unidad funcional. Para que el cuerpo pueda crecer, debe tener más células, y esto se consigue mediante la duplicación de células de tejidos cuya función es servir a ese propósito.

En el cuerpo, estas células duplicativas se encuentran en los centros reproductivos, como los centros embrionarios o de desarrollo derivados del blastodermo, que es la membrana primitiva de la célula que resulta de la subdivisión del óvulo fecundado. Este proceso es el resultado del funcionamiento de los centros de expansión en los órganos generativos de los padres, que está siempre bajo el control de la ley innata dentro de los límites de la adaptación (Prin. 24). La finalidad de estas células especiales es la función replicativa, una de las nueve funciones primarias.

Uno de los acontecimientos más importantes de la vida es la división celular, que depende de que una célula madre aumente su contenido intracelular, lo expanda y duplique su material genético. Se trata de la reconstrucción en duplicado exacto de una célula con idéntica información genética. Este proceso es continuo durante toda la vida del ser vivo y se conoce como ciclo celular.

La división celular se denomina mitosis. Su objetivo es dividir la cromatina (material de los cromosomas) en dos partes idénticas y encerrar cada porción en un núcleo. En quiropráctica, la causa de la mitosis se explica mediante la teoría de la expansión celular. Ésta afirma que, desde el momento de la fecundación del óvulo, las posibilidades y los potenciales de todas las células del cuerpo, que se van a utilizar en el desarrollo y en el mantenimiento de su estructura, están contenidos en esa única célula.

Estas posibilidades y potencialidades se expanden hasta convertirse en células adultas gracias a la información/F instructiva computarizada y codificada de la ley innata con fines constructivos y reparadores. Esta acción se manifiesta como mitosis. Podemos observar la división celular pero no podemos ver las células no expandidas. Sin embargo, esto no debilita la teoría de la expansión celular, ya que la teoría se basa en resultados y no en lo que se puede observar. El alumno debe tener en cuenta que existe lo infinito tanto en la pequeñez como en la magnitud. No es posible ver todo lo que ocurre en un tejido celular. La quiropráctica trata de lo que es posible según las leyes universales (Prin. 24).

En el cuerpo normal, las células no se duplican más rápido de lo necesario para el crecimiento, la reparación y la propagación de las especies. Si lo hacen, por falta de control innato, habrá ineficacia de uso en el organismo y/o descoordinación de acción de las partes del cuerpo.

Algunas células nunca están programadas de forma innata para duplicarse; otras células sí lo están, pero sólo en los momentos y de la manera en que están programadas de forma innata. Por ejemplo, las células musculares se replican a partir de centros de desarrollo, pero en determinados momentos, como en el caso de una herida, el cómputo de la información F/innata por parte de la ley innata, hará que prolifere el tejido conjuntivo.

Nota: La reproducción como signo de vida se refiere a la propagación de especies de toda la unidad. Es la propagación de un tipo específico de organismo.

La replicación como función primaria se refiere al funcionamiento de un órgano cuya finalidad es la duplicación como acto coordinativo, desde los centros de desarrollo, para ser utilizado en el crecimiento y la reparación. Según el programa innato 100%/perfecto que controla cada parte del cuerpo del ser vivo, los centros de expansión son de todo tipo de tejido, ya que todo tipo de tejido es necesario para el crecimiento y la reparación. Ello remarca la importancia de la necesidad de la transmisión normal de los impulsos innatos.

Dr. Claude Lessard

CUESTIONARIO DE REVISIÓN, ARTÍCULOS 61 - 70

1. ¿Qué es un nervio eferente?

2. Explique la transmisión.

3. ¿Qué tejido se utiliza para la transmisión?

4. ¿Qué son los signos de vida?

5. ¿Cómo podemos conocer la perfección de la organización por medio de los signos de vida?

6. ¿Qué es la asimilación?

7. ¿Qué es la excreción?

8. ¿Qué es la adaptabilidad?

9. Diferencie entre adaptabilidad, adaptación y adaptación integral instantánea 100%/perfecta

10. ¿Qué es el crecimiento?

11. ¿Qué es la reproducción?

12. ¿Qué es la duplicación celular?

13. ¿Qué es la replicación?

14. Diferencie entre la reproducción como signo de vida y la replicación como función primaria.

15. ¿Qué es la teoría de la expansión celular en la Quiropráctica?

En este momento, la interjección de algo de anatomía y fisiología de la reproducción revelará el diseño inteligente y el control innato continuo que adapta y organiza el cuerpo vivo a través de un programa innato 100%/perfecto de capacidades ilimitadas (Prin. 20, 21, 23). Este programa innato 100%/perfecto computa continuamente, momento a momento, todas las posibilidades y potencialidades de todas las células del cuerpo según las leyes universales (Prin. 23, 24, 33). La reproducción de la propia especie mediante la transferencia de genes de padres a hijos revela, filosóficamente con certeza, la organización debida a una ley innata 100%/perfecta que está diseñada y programada por la inteligencia.

ART. 71. EL ESPERMATOZOIDE

Espermatozoide (pl. espermatozoides) (Gr.) :

Célula germinal masculina madura, producto específico de los testículos, que fecunda el óvulo maduro (ovocito secundario) en la reproducción sexual. Es de tamaño microscópico, parece un renacuajo translúcido y tiene una cabeza elíptica plana que contiene una sección central esférica, y una larga cola por la que se propulsa con un vigoroso movimiento de azote. Los espermatozoides se producen en los túbulos seminíferos de los testículos. Los estadios de desarrollo de la célula germinal son el espermatogonio, el espermatocito, la espermátida y, por último, el espermatozoide. Cuando maduran, los espermatozoides son transportados en el semen. En el clímax del coito, el semen se descarga en la vagina de la mujer. Una sola descarga (aproximadamente una cucharadita de semen, término medio) puede contener más de 250 millones de espermatozoides. Sólo unos pocos llegarán hasta las trompas de Falopio. Si allí hay un óvulo, y si la cabeza de un solo espermatozoide penetra en el óvulo, se produce la fecundación.

El espermatozoide está controlado por la ley innata a través de la información/F innata instructiva transmitida por rayos / ondas innatas que emanan de la propia célula, llevando posibilidades y potencialidades que se originan en el macho para la reproducción de la especie.[18]

Aunque la práctica de la quiropráctica sólo se ocupa de los impulsos innatos que se conducen a través de los nervios según los principios de su ciencia básica, es la filosofía quiropráctica la que explica el diseño inteligente y la programación de un principio organizador. Puesto que la organización denota inteligencia, la causa de este principio inteligente de organización universal 100%/perfecto, incluida su continuación esencial como ley innata de los seres vivos, procede de una inteligencia universal. La acción continua de la inteligencia a través de múltiples niveles complejos y estados de organización de la E/materia, abarcando la perspectiva más amplia desde la E/materia dividida a la E/materia condensada y hasta la E/materia viva adaptativa.

ART. 72. EL ÓVULO

Óvulo (Plural óvulos)

Célula reproductora o germinal femenina que, tras la fecundación, es capaz de convertirse en un nuevo miembro de la misma especie, también denominada **óvulo**. El término se aplica a veces a cualquier fase de la célula germinal fecundada durante el clivaje e incluso hasta la eclosión o nacimiento del nuevo individuo. El óvulo humano está formado por protoplasma que contiene algo de vitelo, encerrado por una pared celular formada por dos capas, una externa (zonapelucida) y otra interna delgada (membrana vitelina). Hay un núcleo grande (vesícula germinal) dentro del cual se encuentra un nucléolo (punto germinal)[19]

El óvulo está controlado por la ley innata a través de la información/F instructiva innata, que son rayos/ondas innatos, que emanan del interior de la propia célula y que transportan posibilidades y potencialidades que la hembra debe desarrollar para la reproducción de la especie. Cuando el óvulo es penetrado con éxito por el espermatozoide, estas posibilidades y potencialidades mezcladas representan la

---

18 MillerKeane Encyclopedia and Dictionary of Medicine, Nursing, and Allied Health. Septima edición. Saunder, and imprint of Elsiver, Inc. 2003 p. 1652

19 MillerKeane Encyclopedia and Dictionary of Medicine, Nursing, and Allied Health. p.1277

suma total de todas las adaptaciones de las células progenitoras que se han relacionado efectivamente con las experiencias ambientales y se han desarrollado en consecuencia.

ART. 73. EL PRONÚCLEO

Pronúcleo: El núcleo haploide de una célula germinal.

El pronúcleo femenino es el núcleo haploide del ovocito totalmente maduro, que pierde su envoltura nuclear y libera sus cromosomas para encontrarse en la sinapsis con los del pronúcleo masculino.

En el pronúcleo masculino, el material nuclear de la cabeza de un espermatozoide, después de haber penetrado en el ovocito y adquirido una membrana pronuclear.[20]

El óvulo es una célula única que, al ser fecundada, contiene cromatina de ambos progenitores, mediante la cual se transmiten a la descendencia las características genéticas tanto del macho como de la hembra. En el proceso de fecundación, la cabeza del espermatozoide penetra en el óvulo, dejando caer su flagelo para ser absorbido. El óvulo tiene dos núcleos, uno propio y otro que vino con el espermatozoide. Estos dos centrosomas sirven de base para la primera escisión o división celular. Al iniciarse la división celular, los dos centrosomas se desplazan a extremos opuestos de la célula ayudando a separar los cromosomas replicados. Este óvulo único con sus dos núcleos está entonces listo para el desarrollo inmediato bajo el control innato de la ley innata, un proceso que demuestra cálculos inteligentes dentro del óvulo fecundado a partir de las instrucciones de los rayos/ondas innatas.

ART. 74. MASA DE MORAS O MÓRULA

Mórula: masa sólida de células (BLASTÓMEROS) parecida a una mora, formada por escisión de un ZIGOTO (óvulo fecundado).

Masa sólida de blastómeros resultante de las primeras divisiones de clivaje del cigoto.

En los ovocitos con poco vitelo, la mórula es una masa esferoidal de células; en las formas con un vitelo considerable, la configuración del estadio de mórula se modifica mucho.

Es la masa embrionaria esférica de blastómeros formada antes de la blástula y resultante de la escisión del óvulo fecundado.[21]

Durante las pocas horas que siguen a la fecundación del óvulo, la célula se ha dividido en muchas otras células por mitosis, formando una masa sólida de células parecida a una mora con sus pequeños glóbulos. Este es el estadio inicial del desarrollo embrionario. Las células de la mórula siguen replicándose y viajan hasta el útero, donde se quedan inmóviles sobre un punto de su superficie. Todos estos múltiplos de posibilidades y de potencialidades son computados y procesados a través del control innato de la ley innata. Demuestra el programa de software de la inteligencia innata 100%/perfecta dentro de la mórula expresando información/F innata instructiva que emana de rayos/ondas innatas (Prin. 13).

---

[20] MillerKeane Encyclopedia and Dictionary of Medicine, Nursing, and Allied Health. p. 145

[21] MillerKeane Encyclopedia and Dictionary of Medicine, Nursing, and Allied Health. p. 1145

ART. 75. LA ESTRÍA O TRAZO PRIMITIVO

Estría primitiva: trazo blanco tenue en el extremo caudal del disco embrionario, formado por el movimiento de las células al inicio de la formación del mesodermo, que proporciona la primera evidencia del eje embrionario. Con el tiempo sufre cambios degenerativos y desaparece.

Es la cresta del epiblasto en la línea media en el extremo caudal del disco embrionario de la que surge el mesodermo intraembrionario y el endodermo definitivo; se consigue mediante la migración de las células hacia dentro y después hacia los lados; en los embriones humanos, aparece en el día 15 y proporciona una evidencia visual del eje cefalocaudal. Es una cresta ectodérmica en la línea media en el extremo caudal del disco embrionario de la que surge el mesodermo intraembrionario; se consigue mediante la migración de células hacia el interior y después hacia el lateral; en embriones humanos, aparece en el día 15 y proporciona un eje cefalocaudal al embrión en desarrollo.[22]

En muy poco tiempo aparece una raya oscura en la superficie de la masa de moras que tiene como una protuberancia en el extremo anterior. Esta raya oscura con la protuberancia son la médula espinal y el cerebro. Es la primera estructura reconocible que aparece. Permanece poco tiempo en la superficie y luego se hunde lentamente en la masa de moras a medida que se forman las capas. Esta construcción y desarrollo inteligente del embrión está expresando información/F innata instructiva que emana de rayos/ondas innatas (Prin. 13). Demuestra una computación inteligente bajo el perfecto control innato de la ley innata de los seres vivos (Prin. 23).

ART. 76. EL BLASTODERMO

Blastodermo: disco de células situado entre el saco vitelino y la cavidad amniótica, a partir del cual se desarrolla el embrión.

Masa celular delgada, en forma de disco, de un embrión joven y sus prolongaciones extraembrionarias sobre la superficie del vitelo; cuando está completamente formado, están presentes las tres capas germinales primarias (ectodermo, endodermo y mesodermo).[23]

En el blastodermo las células se disponen en tres capas a partir de la información/F instructiva de la ley innata. Estas tres capas son las células germinales a partir de las cuales se desarrollan los tejidos del cuerpo. Son el ectodermo, el endodermo y el mesodermo.

ART. 77. LAS TRES CAPAS DEL BLASTODERMO

A partir del ectodermo, que es la capa externa, se desarrollan la piel y los tejidos nerviosos. La capa media, el mesodermo, da lugar a los tejidos que forman la mayor parte del cuerpo. La capa interna, el endodermo, da lugar a los tejidos que forman las mucosas de los órganos internos del cuerpo. De estas tres capas se derivan los cuatro tejidos primarios del cuerpo.

A medida que el blastodermo se convierte en el cuerpo, las células germinales de sus tres capas se convierten en los centros expansivos del cuerpo en los que las células se expanden con el propósito de crecer y repararse. En realidad, el control innato se mantiene en todo momento como un grupo organizado cuya finalidad es replicar células. No sólo replican las de su propia especie, sino que hay

---

[22] MillerKeane Encyclopedia and Dictionary of Medicine, Nursing, and Allied Health. p. 1684

[23] MillerKeane Encyclopedia and Dictionary of Medicine, Nursing, and Allied Health. p. 22

gérmenes que duplican células que llevan todas las posibilidades y potencialidades celulares a la siguiente generación. El propósito de estas últimas células germinales es una función primaria, llamada función replicativa, ya que su trabajo es beneficiar al cuerpo como un todo, lo que revela organización a partir de la información/F instructiva de la ley innata que denota inteligencia.

ART. 78. LOS CUATRO TEJIDOS PRIMARIOS

Los cuatro tejidos primarios derivados de las tres capas de células germinales del blastodermo son: El epitelio, el tejido muscular, el conectivo y el nervioso

El estudio de estos tejidos se incluye para que el alumno no deje de notar la estructura y capacidades de cada forma de estos tejidos primarios, observe las estructuras características de esos tejidos primarios, que son adaptados por la ley innata a partir de su programación 100%/perfecta, de acuerdo con sus roles y propósitos que dan cuenta de su presencia en el cuerpo. Cuando la función motriz es necesaria para cumplir con los requisitos ambientales (internos o externos), la ley innata generará instrucciones que computarán y procesarán información/F específica que será expresada por la E/materia manifestando el movimiento de una célula muscular elástica, suave y alargada con un protoplasma móvil (Prin. 13, 14, 15). Cuando las exigencias del entorno requieran un armazón para sostener el cuerpo, el control innato computará información/F específica que manifestará el movimiento de unas células óseas duras "como rocas", capaces de resistenci pasiva.

La programación 100%/perfecta de la ley innata puede computar, procesar, codificar y adaptar infinitas posibilidades y potencialidades de información/F y E/materia, necesarias para interactuar con el entorno interno y externo del cuerpo momento a momento, según las leyes universales (Prin. 22, 23, 24). El cuerpo de un ser vivo es verdaderamente una computadora viva que es controlada por un software innato 100%/perfecto capaz de computar, procesar y adaptar infinitas posibilidades y potencialidades para mantener el cuerpo vivo (Prin. 21). El software 100%/perfecto del cuerpo es la ley innata de los seres vivos (Prin. 33). Es una ley innata, con información/F instructiva ilimitada que controla el cuerpo de un ser viviente según leyes universales (Prin. 20). Siendo 100%/perfecta, es absoluta e ilimitada. No se equivoca y actúa sólo si es posible según las leyes universales. Las instrucciones de la ley innata son siempre normales y dentro de los límites de la adaptación (Prin. 24, 27).

ART. 79. EL DECIMO SEGUNDO PASO DEL CICLO NORMAL COMPLETO PARA LA COORDINACIÓN DE ACTIVIDADES: LA RECEPCIÓN.

La recepción es la llegada del impulso innato a una parte del cuerpo (receptor) para coordinar las acciones de esa parte que interactúa con otras partes del cuerpo. Es la recepción del código innato que contiene una información/F instructiva específica para la coordinación de actividades. Es la recepción de un mensaje de entrada codificado e instructivo, computado por la ley innata.

Cuando una célula tisular de una parte del cuerpo está sana, se encuentra en un estado de construcción saludable, robusta y alerta, lista para la recepción. (Prin. 27). Desde ese estado, puede actuar inmediatamente de forma adaptativa al impulso innato (ver signos de vida). Es capaz de recibir la información/F instructiva de la ley innata y actuar de manera normal (Prin. 27). Tiene una expresión buena y normal (Prin. 13). Para que la célula tisular exprese normalmente la información/F innata debe tener un metabolismo bueno y sano y se le deben suministrar los rayos/ondas innatas y los nutrientes necesarios para su aptitud. En cambio, si la célula tisular de una parte del cuerpo no expresa eficazmente la instrucción innata, está lesionada o intoxicada, no puede ser receptiva ni actuar eficazmente. Cuando la célula tisular de una parte del cuerpo no está en su mejor momento, se encuentra en un estado de organización inferior al que debería estar y su acción adaptativa siempre será proporcional a su estado de organización. Incluso después de que se haya restablecido la transmisión perfecta del impulso innato, se necesitará algún tiempo para que la parte del cuerpo vuelva a su estado adecuado mediante la replicación celular, por lo que aquí hace su ingreso el elemento del tiempo (Prin. 6).

Demuestra que la ley innata adaptará la información/F y E/materia para el cuerpo, sólo si es posible según las leyes universales (Prin. 24). Por ejemplo, supongamos que hay una subluxación vertebral que está interfiriendo en la transmisión de los impulsos innatos, lo que viola el principio de coordinación (Prin. 5, 24, 29, 31, 32). Esta causa de descoordinación de las acciones de alguna parte del cuerpo, en otro lugar puede producir un desequilibrio de la química corporal en calidad o cantidad que luego obstaculizará la solidez de las células de los tejidos de alguna otra parte del cuerpo. Esto podría comprometer su actividad innata normal. Esto subraya la importancia de practicar el objetivo quiropráctico, que se deduce de los 33 principios de la ciencia básica de la quiropráctica. El objetivo quiropráctico es la localización, análisis y facilitación de la corrección de las subluxaciones vertebrales para la transmisión normal de los impulsos innatos del cuerpo. No es nada más ni nada menos.

Recordemos que estamos estudiando el ciclo completo normal para la coordinación de las actividades y que la subluxación vertebral es la entidad exclusivamente quiropráctica de la causa de interferencia en la transmisión del impulso innato (Prin. 29, 31). Hay otras afecciones que pueden producirse en cualquier otra parte del cuerpo (por ejemplo, una fractura, una luxación, un prolapso, un tumor, un tejido que está cicatrizando o cualquier otra lesión traumática) que también pueden interferir en la transmisión de los impulsos innatos y provocar una descoordinación de las actividades. La quiropráctica se ocupa exclusivamente de la subluxación vertebral que causa interferencias en la transmisión de los impulsos innatos.

ART. 80. EL DECIMO TERCER PASO DEL CICLO COMPLETO NORMAL PARA LA COORDINACIÓN DE ACTIVIDADES: LA REPRESENTACIÓN FÍSICA.

La representación física es lo no material expresado por lo material (Prin. 13). En primer lugar, la instrucción codificada no material es decodificada por el control innato dentro de la célula. A continuación, la célula de tejido la manifiesta físicamente como un movimiento específico (Prin. 14, 15). Es la forma material de una computación innata con un propósito instructivo. Es la manifestación exacta de todas las posibilidades y potencialidades del momento según las leyes universales.

Cuando la ley innata adapta información/F y E/materia, los cálculos necesarios son totalmente no discretos y, sin embargo, son reales para ese proceso específico. Como prueba de nuestras capacidades educadas, ellas deben expresarse. Cada bit de información/F no discreta dentro del universo debe ser expresado por la E/materia (Prin. 10, 13, 14, 15). No podríamos ser conscientes del movimiento a menos que percibamos u observemos E/materia moviéndose. Cuando observamos o percibimos E/materia moviéndose, debemos saber, si razonamos, que el principio universal de organización o su continuación esencial que es la ley innata de los seres vivos, o ambos, organizaron la información/F que puso a la E/materia en movimiento (Prin. 14, 15, 23). Sabemos que un principio ha organizado la información/F, porque los movimientos son siempre según leyes universales, ya sean leyes precisas inmutables, o sean leyes de cambioadaptación instantánea precisa del momento. El movimiento actual es entonces la expresión física del reino innato de la organización que manifiesta la inteligencia, y las estructuras de E/materia son construcciones que se convierten en representaciones físicas de la computación innata que han sido y que ahora se manifiestan como movimientos observados (Prin.15).

Por ejemplo, un arquitecto imagina un edificio innovador. Para el arquitecto, el edificio es real, pero sólo existirá para él y para nadie más hasta que el edificio acabado muestre lo que el arquitecto había imaginado. Un acontecimiento planeado o programado, una fiesta, no es más que una posibilidad imaginada que será una manifestación física (representación) de la posibilidad planeada o programada cuando tenga lugar.

¿Cómo podría alguien conocer tus intenciones si no las expresaras a través de medios materiales mediante el habla, la escritura, los correos electrónicos o los textos? De la misma manera, los cálculos innatos más elaborados y la codificación de infinitas posibilidades y potencialidades del momento se expresan a través del material de cada célula de tejido de las partes del cuerpo. La ley innata de los seres vivos es un software 100%/perfecto y normal que siempre es exacto para cada momento en todo el proceso de vida del ser vivo.

CUESTIONARIO DE REVISIÓN, ARTÍCULOS 71 AL 80

1. Describa el espermatozoide.

2. Describa el óvulo.

3. Describa el pronúcleo y su desarrollo.

4. ¿Qué es la masa de moras?

5. ¿Qué es la estría primitiva?

6. ¿Qué importancia tiene la estría primitiva?

7. ¿Qué es el blastodermo?

8. Describa las capas del blastodermo.

9. Nombre los cuatro tejidos primarios e indique su origen.

10. ¿Qué es la recepción, la decimosegunda etapa del ciclo?

11. Explique la representación física.

12. Demuestre el control innato inteligente y continuo a partir de una de las preguntas anteriores.

ART. 81. EL DECIMOCUARTO PASO DEL CICLO NORMAL COMPLETO PARA LA COORDINACIÓN DE ACTIVIDADES: LA EXPRESIÓN

La expresión es la actividad de la E/materia que revela la manifestación de la información/F instructiva organizada por el control innato, que manifiesta la inteligencia (Prin. 13, 18). Es una demostración de la manifestación del movimiento organizado (Prin. 14, 15). Indica la adaptación integral instantánea 100%/perfecta de la ley innata.

La expresión es un proceso de salida. Es un acto que se detecta a través de la manifestación de movimientos específicos. Es algo que se hace evidente. Ese algo es la información/F instructiva de la ley innata como impulsos innatos con respecto al ciclo completo normal para la coordinación de actividades. La forma de su salida es muy importante y significativa porque el impulso y la dirección de la información/F instructiva se calculan bajo control innato y están determinados por la calidad de la estructura de los transmisores o el carácter y la solidez del instrumento de expresión (la parte del cuerpo) para su función y propósito particulares para la coordinación de actividades. Cabe señalar que la información/F también puede adoptar la forma de rayos u ondas innatos con respecto a otros ciclos, como el ciclo del metabolismo celular, por ejemplo. El estudio de los propósitos de estos instrumentos de expresión es el estudio de la función para su uso en el cuerpo con acciones coordinadas (Prin. 18, 23). En quiropráctica, el estudio de la función para su uso en el cuerpo es simplemente revelar el control innato 100%/perfecto dentro del ciclo completo normal según las leyes universales. La práctica de la quiropráctica no se ocupa de la función específica de las partes del cuerpo. Al aplicar los principios de la ciencia básica de la quiropráctica, ésta se ocupa exclusivamente de la corrección de la subluxación vertebral para restablecer la transmisión de los impulsos innatos.

ART. 82. EL DECIMO QUINTO PASO DEL CICLO COMPLETO NORMAL PARA LA COORDINACIÓN DE LAS ACTIVIDADES: LA FUNCIÓN.

La función es la finalidad de una célula tisular para su uso en el organismo. Hace referencia a la finalidad de una unidad de E/materia. Así como la expresión revela el control innato, la función revela la tarea-trabajo de una célula tisular. La función de una célula tisular está siempre de acuerdo con el carácter de su estructura para su uso en el cuerpo y es el beneficio coordinativo de todas las partes del cuerpo (Prin. 13, 23, 24).

La función es el cumplimiento de un propósito, siendo el propósito la razón de la existencia de cualquier cosa. Todo lo que existe tiene una razón de ser. El cumplimiento de ese propósito es la función, ya que el cumplimiento es la acción. Por lo tanto, todo tiene una función y depende del carácter de la organización estructural del instrumento de expresión. Por ejemplo, la función de un sobre es servir para guardar una carta y no puede servir para escribir palabras en una carta. La función de un lápiz es servir para escribir, pero no para envolver una carta. La función del pulmón es servir de órgano de la respiración y no podría servir de órgano de la vista. Cada cosa tiene su propia función, y esa función es aquello para lo que una cosa está estructuralmente organizada, y explica su existencia.

Una cosa puede tener más de una función o puede tener una función diferente en un momento diferente. Algunas cosas tienen múltiples funciones. Así, una silla puede servir para sentarse, para apoyar los pies, para estar de pie sobre ella o como mesa improvisada. Se dice que el hígado tiene hasta 500 funciones, las principales son filtrado, digestión metabolismo, desintoxicación, síntesis de proteínas, almacenamiento de vitaminas, almacenamiento de minerales. En el cuerpo de un ser vivo, es la ley innata la que controla y gobierna las funciones de todas las partes de ese cuerpo, especialmente para mantenerlo vivo (Prin. 20, 21). Por esta razón, la quiropráctica se ocupa exclusivamente de la corrección de las subluxaciones vertebrales para restablecer la transmisión de los impulsos innatos. La quiropráctica garantiza que los impulsos innatos lleguen a su destino sin la interferencia de las subluxaciones vertebrales.

ART. 83. FUNCIONES PRIMARIAS

Una función primaria es el propósito de la célula de una parte específica del cuerpo para la coordinación de actividades. Es la actividad de las células tisulares de las partes del cuerpo para el beneficio coordinado y mutuo de todas las partes del cuerpo (Prin. 23). La estructura característica de una célula de una parte del cuerpo está siempre en consonancia con su función principal, que es la coordinación de actividades. Una célula de un tejido puede tener muchos movimientos diferentes, pero sólo los de coordinación son primarios. Puede cumplir su función sin movimiento perceptible, como una célula ósea.

En el párrafo anterior señalábamos que una silla puede servir para varias cosas, pero es obvio que su función principal es para sentarse. Aunque pueda utilizarse para otras cosas, su uso para la relación estéticamente coherente de las partes, en el hogar, es estrictamente la función primaria de la silla.

La mayoría de las partes del cuerpo tienen más de una función. Por ejemplo, la piel sirve para cubrir el cuerpo y también desempeña un papel en la secreción, la excreción, la respiración, la radiación y la sensibilidad. Todas ellas son funciones primarias de la piel. En el ciclo completo normal para la coordinación de actividades, sin embargo, siguiendo nuestro sistema deductivo, hemos reducido nuestro estudio a la recepción de impulsos innatos por las células tisulares de las partes del cuerpo. A medida que descendemos de lo general a lo específico, es evidente que el estudio de la función será el propósito primario de cualquier célula tisular de cualquier parte del cuerpo. Esto revelará el continuo control innato de cualquier célula del cuerpo. Este control innato está regido por la ley innata, cuya función es utilizar el campo innato como sistema operativo para adaptar la información/F y E/materia para su uso en el cuerpo, de modo que todas las partes del cuerpo tengan una acción coordinada para beneficio mutuo (Prin. 23). Ya que puede haber interferencia con la información/F innata conducida, que se debe a subluxaciones vertebrales (Prin. 29, 31). La quiropráctica sólo se ocupa de la corrección de las subluxaciones vertebrales para restablecer la transmisión de los impulsos innatos.

Hay cuatro tejidos primarios en el cuerpo, y estas cuatro clases se subdividen en otras clases, y estas clases forman parte de la construcción de varias estructuras. Sin embargo, hay una razón para tantas clases diferentes de estructuras, y es que hay muchas posibilidades y potencialidades dentro y fuera del cuerpo para ser computadas para la adaptación momento a momento.

Al examinar algunas de estas estructuras podemos ver, por ejemplo, que las células musculares están hechas para producir movimiento en beneficio de todo el cuerpo, las células óseas para ofrecer armazón, las células ligamentosas para servir de sujeción, epiteliales para servir de revestimiento y cubierta, las células nerviosas para conducir y las células glandulares para secretar. Aunque todas tienen otros movimientos y propósitos que los mencionados, esos otros movimientos son, para la célula misma y su metabolismo, como los signos de la vida de la célula (Prin. 18).

Ciertas clases de estas células son tan importantes en los sistemas del organismo, que cuando funcionan mal causan más dificultades que otras. Cuando hay interferencias en la transmisión de impulsos innatos, la organización de algunas células de ciertas partes del cuerpo es más susceptible a tener dificultades con la coordinación de sus actividades que otras. Observamos que alrededor de nueve de las funciones primarias son más susceptibles que otras a las dificultades. En quiropráctica se conocen como las nueve funciones primarias. No es que éstas sean todas las funciones primarias, sino que son las nueve funciones cardinales en las que se observa más fácilmente la falta de coordinación causada por la interferencia en la transmisión de los impulsos innatos.

Esta información simplemente revela que la salida de la expresión de la E/materia viva depende de la transmisión normal de los impulsos innatos para la coordinación de las actividades. Esto no es relevante para la práctica del objetivo quiropráctico, que sólo pretende corregir las subluxaciones vertebrales para el restablecimiento de la transmisión de los impulsos innatos, independientemente de los efectos. La quiropráctica se ocupa exclusivamente de la causa de la interferencia en la transmisión de los impulsos innatos denominada subluxación vertebral. La quiropráctica no se ocupa de los efectos causados por dicha interferencia en la transmisión de los impulsos innatos (Prin. 29, 30, 31, 32, 33). La quiropráctica sólo se ocupa de la causa.

ART. 84. LAS NUEVE FUNCIONES PRIMARIAS

Curiosamente, las funciones primarias, que son las más involucradas en la coordinación de las acciones de las partes del cuerpo, son aproximadamente nueve. Se trata de un número arbitrario sólo para demostrar de manera sencilla que la salida de la expresión de la E/materia viva se ve afectada a través de un cambio en su movimiento.

La siguiente es la lista de las nueve funciones primarias:

1. Motriz
2. Nutritiva
3. De eliminación
4. Calórica
5. Sensorial
6. De secreción
7. Reparadora
8. Expansiva
9. De replicación

La calidad de las funciones es el resultado de la expresión de la E/materia viva. Está bajo el control total de la ley innata. Por lo tanto, es importante que no haya interferencias en la transmisión de los impulsos innatos causadas por subluxaciones vertebrales.

ART. 85. EL DECIMOSÉXTO PASO PARA EL CICLO COMPLETO NORMAL PARA LA COORDINACIÓN DE ACTIVIDADES: LA COORDINACIÓN.

La coordinación es la acción cooperativa coherente de las partes del cuerpo, controlada y sincronizada por la información/F instructiva de la ley innata. Es la coherencia 100%/perfecta de los propósitos de todos los elementos estructurales del cuerpo para beneficio mutuo. Es la interoperabilidad 100%/perfecta de todas las partes del cuerpo para su bienestar, como unidad (Prin. 23, 32).

El principio de coordinación (Prin. 32) es uno de los principios fundamentales de la ciencia básica de la quiropráctica. La integridad de este principio es la "razón de ser" de la quiropráctica. Todo lo quiropráctico se basa en la integridad del principio de coordinación. El hecho de que una parte del cuerpo esté dentro de él es prueba suficiente de que su existencia tiene un propósito (Art. 82). Cada célula tisular de una parte del cuerpo es un organismo y, como tal, tiene todas la posibilidades y potencialidades de adaptabilidad regidas por el control innato, según las leyes universales (Prin. 20, 23, 24). Es absolutamente necesario que las unidades que componen las partes del cuerpo sean de esta naturaleza adaptable, de lo contrario la ley innata no podría controlarlas ni gobernarlas. Si no fuera necesario que estas unidades fueran adaptables, entonces la computación y codificación innatas no serían posibles, ya que esas unidades estarían formadas por E/materia no viva (Prin. 16, 18).

La coordinación es el paso final del lado eferente del ciclo y está antes del primer paso del lado aferente del ciclo. La coordinación es un principio fundamental en la práctica del objetivo quiropráctico. Es el principio de coordinación el que se viola cuando hay interferencias en la transmisión de los impulsos innatos (Prin. 29, 31, 32). El propósito de cada célula tisular del cuerpo es para el uso, coordinación y beneficio de todas las partes del cuerpo (Prin. 23). Ello se debe al control innato 100%/perfecto que adapta, computa y codifica la información/F para todas las posibilidades y potencialidades del momento según las leyes universales (Prin. 24). Se demuestra a través de la expresión de salida de una parte del cuerpo como una de las nueve funciones primarias.

Nota: El ciclo completo normal para la coordinación de actividades no tiene principio ni fin, excepto el que nosotros le atribuimos. Se ejecuta permanentemente, y es congruente con el principio inicial de la ciencia básica de la quiropráctica (Prin. 1).

ART. 86. EL PRIMER PASO AFERENTE DEL CICLO COMPLETO NORMAL PARA LA COORDINACIÓN DE ACTIVIDADES: LA CÉLULA TISULAR.

Se trata de la misma célula tisular en el paso once del lado eferente del ciclo. Es el primer paso en el lado aferente del ciclo. Recordemos que la célula tisular es la unidad más pequeña de tejido considerada en función. Es la unidad de tejido, que con un impulso innato realizará una unidad de función para la coordinación de actividades. Es una unidad de E/materia viva. Aquí, la célula tisular es un receptor que ahora ha recibido un impulso innato. Es el componente más pequeño de una parte del cuerpo, y está actuando de acuerdo con su instrucción para la coordinación de actividades. Es el material que está manifestando la salida de la instrucción de un impulso innato y se está relacionando con su entorno interno y externo a través de su adaptabilidad. La célula tisular debe estar sana (en el metabolismo) para manifestar con precisión la instrucción de los impulsos innatos (Prin. 6, 24).

En quiropráctica, la célula tisular es la unidad material más pequeña, con la que una unidad de información/F innata expresa una unidad de función con relación a su entorno interno y externo a través de su adaptabilidad. Todos estos factores entran en lo que ella hace. Si está sana, la célula tisular manifestará de manera coordinada exactamente la instrucción codificada que recibe como receptor dentro de sus limitaciones (Prin. 6, 24), siempre que no haya interferencias en la transmisión de los impulsos innatos, por supuesto.

Cabe señalar que el ciclo completo normal de coordinación de actividades revela un sistema intrínseco de bucle de retroalimentación bio-cibernético, que está bajo un control innato 100%/perfecto, permitiendo gobernar la interoperabilidad de todas las partes del cuerpo por la ley innata de coordinación de acciones (Prin. 32).

Dr. Claude Lessard

ART. 87. EL SEGUNDO PASO AFERENTE DEL CICLO COMPLETO NORMAL PARA LA COORDINACIÓN DE ACTIVIDADES: VIBRACIÓN.

La vibración es el movimiento de una célula tisular en el desempeño de sus funciones. Es la "razón de ser" de la célula, su propósito vital. Puede decirse que las células tisulares tienen tres tipos de movimientos: funcional, metabólico y físico. El funcional es el movimiento para coordinar su función primaria. El metabólico es el movimiento de la célula manifestando su solidez expresando sus signos de vida. Es la E/materia adaptada por la ley innata para mantenerla viva. La función física es el movimiento molecular que toda E/materia manifiesta, ya que se mantiene en existencia por el principio universal de organización, ya sea en el cuerpo de un ser viviente o como E/materia no viviente fuera del cuerpo. Por el mero hecho de existir, la célula debe manifestar el movimiento físico molecular y atómico (Prin. 14). El Principio 20 establece: UN SER VIVO TIENE UN PRINCIPIO ORGANIZADOR INNATO QUE RIGE SU CUERPO, LLAMADO LEY INNATA DE LOS SERES VIVOS. Innato, en este caso, significa intrínseco a todas las células del cuerpo del ser vivo. Por lo tanto, el control innato se refiere a todas las células del cuerpo.

Los movimientos funcionales y metabólicos de una célula tisular tienen las características de ser adaptativos debido a la ley innata que es intrínseca a su naturaleza. Para que las vibraciones funcionales y metabólicas sean perfectas, la célula tisular debe estar sana. (Prin. 6, 24).

Puesto que toda E/materia tiene movimiento físico (Prin. 14), está claro que la ley innata no puede quebrantar una ley universal (Prin. 24), pero sí puede adaptar la E/materia para su uso en el cuerpo. Esto se menciona ya que el hueso, un material duro como la roca, no mueve sus células vivas cuando funciona como lo hace el músculo. La función del hueso, que es el soporte, depende de su dureza y resistencia. La dureza y la resistencia son propiedades físicas de la E/materia, como resultado de la coherencia, la valencia y el peso atómico. En el cuerpo las propiedades físicas están adaptadas y controladas por la ley innata. Así sabemos que la función del hueso depende de las propiedades físicas regidas y que éstas son adaptadas y suministradas a la E/materia por un principio organizador (Prin. 1, 20). La coherencia y la valencia son información /F expresadas por los átomos y las moléculas, que revelan el movimiento a niveles ilimitados de organización. Por lo tanto, una materia del cuerpo, que aparentemente tiene una función pasiva, es realmente dependiente de movimientos funcionales para la coordinación de actividades a través de impulsos innatos, y a través de rayos u ondas innatos para sus movimientos metabólicos. Esos rayos u ondas innatos son información/F innata adaptada de la ley innata y se irradian u oscilan bajo el control innato intrínseco a cada célula tisular. Por lo tanto, hay un movimiento metabólico dentro de cada célula que se rige por el control innato dentro de la misma para mantener su vida, de acuerdo con las leyes universales (Prin. 20, 21, 23, 24). Es el movimiento funcional de la célula el que sirve para coordinar las actividades. Cuando la célula ha perdido su capacidad de coordinación debido a las subluxaciones vertebrales, sigue habiendo movimiento metabólico que mantiene a la célula viva, de acuerdo con sus limitaciones. Cuando la célula pierde su movimiento metabólico, entonces la célula conserva su movimiento físico (atómico y molecular) y ya no está viva, está muerta. Está deconstruida a sus elementos básicos que se mantienen continuamente en existencia por el principio universal de organización. El movimiento de cualquier tejido del cuerpo es el resultado de la información/F organizada por el principio universal de organización (Prin. 1, 13, 14, 15.)

Esto subraya la necesidad del sistema de bucle de retroalimentación biocibernético continuo del ciclo. Tanto el lado eferente (entrada) como el aferente (salida) transmiten información/F instructiva codificada para la coordinación de las actividades de todas las partes del cuerpo en beneficio mutuo (Prin. 23, 28, 32). Incluso con interferencias en la transmisión del impulso innato, la ley innata adaptará la célula tisular para mantener su movimiento metabólico y así poder mantenerse viva. Esta es la razón por la que las células continúan manteniéndose vivas, aunque su movimiento funcional pueda estar alterado debido a subluxaciones vertebrales. Los rayos u ondas innatos siguen siendo organizados dentro del campo innato de la célula por la ley innata.

El movimiento funcional de una célula tisular que se encuentra dentro de una parte del cuerpo (órgano, glándula, músculo, etc.) es el movimiento para coordinar su función primaria en beneficio de todo el cuerpo. La razón de ello es que la función primaria de la célula puede ser producir sustancias específicas que serían necesarias para las funciones metabólicas de muchas otras células tisulares en cualquier parte del cuerpo. Por ejemplo, la función primaria de las células tisulares de la hipófisis es liberar hormonas que serán útiles para las células tisulares responsables de la presión sanguínea, la frecuencia cardiaca, la respiración, la temperatura corporal y la digestión, por nombrar sólo algunas. Para que las funciones primarias se lleven a cabo coordinadamente, la solidez metabólica de la célula tisular es primordial. Por lo tanto, observamos la necesidad esencial de que los rayos u ondas innatos se organicen en el campo innato e irradien u oscilen desde el interior de la célula tisular para expresar el movimiento metabólico dentro de sus limitaciones (Prin. 14, 15, 23, 24). Sin movimiento metabólico sano, la célula tisular no puede llevar a cabo su movimiento funcional. Esto significa que sería posible que el cuerpo tuviera una transmisión normal de impulsos innatos (sin subluxación vertebral) y careciera de coordinación de actividades debido a la falta de solidez de la célula tisular. En cualquier caso, es la ley innata la que mantiene viva la materia del cuerpo (Prin. 21) mediante la adaptación de la información/F y la E/materia para su uso en el cuerpo, de modo que todas las partes del cuerpo tendrán acciones coordinadas para beneficio mutuo, si e posible, de acuerdo con las leyes universales (Prin. 23, 24).

Es importante que el alumno comprenda que, según los principios de la ciencia básica de la quiropráctica, puede haber una interferencia en la transmisión de los impulsos innatos causada por una subluxación vertebral. Una subluxación vertebral provoca siempre una dificultad en el nervio conductor, que altera entonces el impulso de la transmisión de los impulsos innatos, violando así el principio de coordinación (Prin. 29, 30, 31, 32). Por lo tanto, queda perfectamente claro el objetivo quiropráctico: La localización, análisis y facilitación de la corrección de las subluxaciones vertebrales para una transmisión normal de los impulsos innatos.

ART. 88. EL TERCER PASO AFERENTE DEL CICLO COMPLETO NORMAL DE COORDINACIÓN DE ACTIVIDADES: IMPRESIÓN/RECODIFICACIÓN.

La impresión de las vibraciones es el efecto computarizado y codificado del movimiento de salida de las células receptoras a partir de la instrucción del impulso innato, dentro de las limitaciones de la célula (Prin. 24). Es la retroalimentación codificada dentro del campo innato de la parte del cuerpo con respecto a sus actividades coordinadas. Emana de la célula tisular de la parte sana y funcional. Es una característica sobresaliente de todos los tejidos del cuerpo bajo el gobierno del control innato. En el ciclo completo normal de coordinación de actividades, se refiere a la transmisión aferente de todas y cada una de las células tisulares de la parte del cuerpo, pero no se refiere a las impresiones sensoriales (esto se ampliará en volúmenes posteriores). Esta retroalimentación saliente es una impresión del movimiento de salida de la parte del cuerpo, dentro de sus limitaciones. Se codifica a través de la adaptación integral 100%/perfecta de la ley innata dentro del campo innato y se transmite a través de los nervios aferentes. El campo innato es literalmente un campo. Cuando se hace cosquillas o se excita un campo en cualquier parte, se experimenta en todas las partes de ese campo. E total, completo y no discreto. Cualquier actividad que se produzca en el campo innato fluctúa y se extiende por todo el campo. El movimiento que causa la vibración de la célula del tejido se imprime entonces en un impulso especial que transmitirá la impresión de vibraciones, codificada por la ley innata y dependiente de las limitaciones de la célula receptora de la parte del cuerpo. También depende de haber recibido (o no haber recibido) las instrucciones correctas del impulso innato. La célula receptora de la parte del cuerpo deberá estar metabólicamente sana para llevar a cabo su función de manera coordinada.

ART. 89. EL CUARTO PASO AFERENTE DEL CICLO COMPLETO NORMAL DE LA COORDINACIÓN DE ACTIVIDADES: EL IMPULSO TRÓFICO.

Un impulso trófico es una retroalimentación de impulso especial codificada por la ley innata. Demuestra la solidez metabólica de la célula, así como sus capacidades de coordinación. Este impulso de retroalimentación se denomina impulso trófico, en contraposición al impulso innato, que es una información/F que ha sido caracterizada por la ley innata con una impresión modal específica de vibraciones del estado metabólico y coordinativo de las células de los tejidos de una parte del cuerpo, en cuanto a si funciona de forma coordinada o no. Un impulso trófico se transmite a través de los nervios aferentes (Ver léxico).

Un impulso trófico es una impresión de vibración. Un ejemplo puede ayudar a comprenderlo. Cuando tomas asiento en cualquier lugar de un estadio para asistir a un concierto de rock, te sitúas dentro de un circuito sonoro completamente suave e invariable. Es el campo sonoro del estadio y es diferente de lo que se oye cuando empieza la música. Aún no emite ningún sonido. Su campo de ondas cibernéticas es invariable y no modifica al transmisor del micrófono diseñado para producir frecuencias sonoras mediante la vibración del diafragma ni al controlador del altavoz diseñado para reproducir las frecuencias sonoras mediante la vibración de su propio diafragma cónico. Ambos diafragmas no vibran y no hay sonido. A continuación, el líder de la banda sujeta el micrófono y empieza a cantar. El sonido de su voz hace vibrar el diafragma del transmisor del micrófono cambiando (haciendo cosquillas o excitando) el campo electromagnético que forma ondas fluctuantes que se transmiten a través del sistema de sonido del campo cibernético del estadio. Estas ondas fluctuantes cambian el movimiento del diafragma y éste vibra dentro del dispositivo de altavoces reproduciendo los sonidos de la vibración del diafragma del micrófono de la voz del cantante principal. En ningún momento las vibraciones de la voz del cantante abandonan el micrófono, ni viajan por el ciberespacio, como popularmente suponen muchas personas que no tienen muchos conocimientos de transmisión de campos electromagnéticos. La voz que se oye se reproduce por "impresión de vibraciones", desde el micrófono al diafragma del altavoz, cerca del oyente en su asiento, quizá en los asientos superiores del estadio a cientos de metros del cantante.

ART. 90. EL QUINTO PASO AFERENTE DEL CICLO COMPLETO NORMAL PARA LA COORDINACIÓN DE ACTIVIDADES: EL NERVIO AFERENTE.

El nervio aferente es el conductor del impulso trófico desde una parte del cuerpo (receptor) hasta el cerebro (CPU) para su retroalimentación. Es un componente estructural del sistema de bucle de retroalimentación biocibernético utilizado para la coordinación de actividades. Un impulso trófico es un impulso codificado que transporta una impresión modal específica de vibraciones del estado metabólico de una célula tisular y de su función coordinada o no coordinada. La célula tisular nerviosa está formada por neuronas que tienen muchas dendritas celulares largas y axones que se extienden desde sus cuerpos centrales (Fig. 10). Las neuronas aferentes transmiten señales denominadas impulsos tróficos desde las células tisulares a las células cerebrales. Las neuronas aferentes son neuronas transmisoras de impulsos tróficos que conducen la salida de las células tisulares de las diferentes partes del cuerpo (incluidas las células cerebrales) como retroalimentación hacia el cerebro para el procesamiento central. Este cálculo sirve, en última instancia, para la coordinación continua de las acciones de todas las partes del cuerpo en beneficio mutuo (Prin. 23).

Los nervios aferentes están formados por células tisulares llamadas neuronas, con cuerpo, dendritas y axones que actúan como autopistas de retroalimentación de la información para conducir impulsos tróficos entre todas las partes del cuerpo, la médula espinal y el cerebro. Los nervios aferentes son neuronas transmisoras unidireccionales, ya que sólo transmiten impulsos tróficos, que son impresiones de salida de vibraciones, de la parte del cuerpo-receptora al cerebro-CPU. En el ciclo completo normal para la coordinación de actividades, esto no se refiere a los nervios sensoriales especiales. Se refiere a la comunicación que cada parte individual del cuerpo (receptor) tiene con el cerebro (CPU) para el procesamiento central del cálculo para la coordinación de actividades. Es la retroalimentación necesaria para que el procesamiento central coordine las actividades de todas las partes del cuerpo en beneficio mutuo (Prin. 23).

Cada célula tisular del cuerpo de un ser vivo posee un principio de organización innato, denominado ley innata de los seres vivos (Prin. 20), que es una continuación esencial del principio universal de organización (Prin. 1). Los nervios aferentes se utilizan para transmitir impulsos tróficos que comunican retroalimentación de salida con respecto a las actividades de coordinación de la función de cada parte del cuerpo y su condición metabólica (solidez). Filosóficamente, la retroalimentación debe ser siempre verdadera para ser una retroalimentación válida, ya se trate de funciones normales o de funciones anormales. Por lo tanto, no es posible que las subluxaciones vertebrales interfieran en la transmisión de la retroalimentación. La quiropráctica trata siempre de lo que es posible según las leyes universales (Prin. 24). Esto se corrobora y verifica anatómicamente, ya que las subluxaciones vertebrales no pueden incidir en los nervios aferentes, puesto que discurren fuera de los nervios raquídeos. Sólo los nervios eferentes pueden ser afectados por las subluxaciones vertebrales (ver Fig. 1). Por diferencias infinitamente graduales, algunas de estas partes del cuerpo son capaces de tener una mejo coordinación de sus acciones que otras debido a su estado de organización, incluyendo su solidez, y la calidad del momentum de los impulsos innatos que recibieron. La limitación de E/materia de esas partes del cuerpo es diferente. Por ello, cualquier clasificación debe ser más o menos arbitraria. Para profundizar en el estudio de los nervios eferentes y aferentes, se remite al alumno a la presentación 2021 de Jaimar Tuarez[24]. El hecho es que los nervios aferentes de retroalimentación de salida biocibernética son un aspecto vital del ciclo completo normal para la coordinación de actividades bajo control innato de acuerdo con las leyes universales (Prin. 6, 24) para enlazar continuamente la entrada de impulsos innatos, a través de una interfaz de procesamiento a la salida de las funciones corporales (Prin. 1, 10, 13, 20). Aunque un órgano sensorial no utilice impulsos tróficos, podemos utilizarlo como analogía para comprenderlo mejor. Por ejemplo, un olor percibido por el nervio olfatorio, como olor, tendrá que llegar al centro de interpretación olfativa en el cerebro para ser determinado como dulce o picante o desagradable bajo el control innato. Lo mismo ocurre con la retroalimentación del rendimiento funcional de la parte del cuerpo. Debe ser transmitida al cerebro-CPU para el cómputo que decodificará el impulso trófico para la coordinación continua de las actividades.

---

24 Tuarez, Jaimar. "The Difference between efferent and afferent nerves."
https://neurotray.com/differencebetweenefferentandafferentnerves. Feb 2021

CUESTIONARIO DE REVISIÓN DE LOS ARTÍCULOS 81 A 90

15. ¿Qué es expresión?

16. ¿Qué es la función con relación al ciclo completo normal?

17. ¿Qué es función primaria?

18. Nombre las nueve funciones primarias.

19. ¿Qué es coordinación?

20. ¿Qué es la vibración con relación al ciclo completo normal?

21. ¿Qué son las impresiones de vibraciones?

22. ¿Qué se transmite al cerebro, las vibraciones o la impresión de las mismas?

23. ¿Qué es el nervio aferente?

24. ¿Podemos señalar anatómicamente los nervios aferentes del ciclo completo normal para la coordinación del a s actividades?

25. ¿Cuál es el nombre del impulso codificado conducido a través de los nervios aferentes y cuál es su función?

ART. 91. EL SEXTO PASO AFERENTE DEL CICLO NORMAL PARA LA COORDINACIÓN DE ACTIVIDADES: LA TRANSMISIÓN.

La transmisión es el transporte de impresiones de vibraciones al cerebro como retroalimentación de salida funcional para el procesamiento central para la coordinación de actividades. Es la retroalimentación aferente del movimiento funcional que se transmite al cerebro para ser computado por la ley innata para la coordinación de actividades. No se trata de un temblor mecánico del nervio.

La transmisión es la misma en los nervios aferentes que en los eferentes. Las impresiones de vibraciones son información/F innata recodificada por la ley innata. Se denominan impulsos tróficos porque no sólo transmiten información de salida funcional, sino también información de salida metabólica desde el receptor de la parte del cuerpo hasta el cerebro. Tanto el impulso innato como la solidez de la parte del cuerpo son necesarios para llevar a cabo movimientos funcionales normales. El estado metabólico de la parte del cuerpo es intrínseco al impulso trófico según sus limitaciones (Prin. 6, 24). Los impulsos tróficos están codificados por la ley innata según el nivel de organización de la parte del cuerpo, como un output manifestado, sin romper una ley universal (Prin. 23, 24). La transmisión de los impulsos innatos (instrucciones de input) y de los impulsos tróficos (output de retroalimentación) se realiza de la misma manera. Una impresión es un output de retroalimentación computado y codificado como la representación organizada de la adaptabilidad de la parte del cuerpo (Prin. 7, 18). Esta información/F organizada, procedente del movimiento funcional de la parte del cuerpo, no se transmite como vibraciones per se, sino como una representación de la organización de la parte del cuerpo intrínseca a las vibraciones, el impulso trófico.

ART. 92. EL SÉPTIMO PASO AFERENTE DEL CICLO COMPLETO NORMAL PARA LA COORDINACIÓN DE ACTIVIDADES: LAS CELULAS CEREBRALES.

Las células del cerebro son neuronas que forman la unidad central de procesamiento del cuerpo bajo el control innato para la computación de la información/F en instrucciones codificadas para la coordinación continua de las actividades, si es posible de acuerdo con las leyes universales. La ley innata es intrínseca a todas las células de los tejidos del cuerpo de un ser vivo (Prin. 20), incluidas las células cerebrales. La ley innata adapta cada célula tisular del cuerpo (Prin. 23). En este ciclo de coordinación de actividades, el cerebro es el órgano de control innato, que funciona como unidad central de procesamiento, donde la información/F (impulsos innatos) adaptada y computada se procesa en inputs de instruccione que se conducirán a través de transmisores nerviosos eferentes a los receptores de las partes del cuerpo para el output funcional. El output funcional es entonces computado dentro de la parte del cuerpo y procesada por el control innato como output de retroalimentación de su adaptabilidad (impulso trófico). El output de retroalimentación será conducido al cerebro a través de transmisores nerviosos aferentes para ser procesada para la coordinación de actividades. Nótese que la ley innata siempre adapta, computa, codifica y ensambla la información/F dentro del campo innato, que está dondequiera que actúe la ley innata, que se encuentra en cada célula tisular del cuerpo. Es análoga a la ley universal de gravitación del planeta tierra, que se manifiesta en cada partícula de E/materia del planeta tierra.

ART. 93. EL OCTAVO PASO AFERENTE DEL CICLO COMPLETO NORMAL PARA COORDINACIÓN DE ACTIVIDADES: LA RECEPCIÓN.

La recepción es la impresión (impulsos tróficos) que se manifiestan dentro del campo innato de la unidad central de procesamiento (cerebro) para la coordinación de las actividades. Es la llegada o recepción de impulsos tróficos que manifiestan el output de retroalimentación funcional del movimiento. Una célula cerebral es una célula tisular y como tal es también una célula receptora del mismo modo que cualquier célula tisular. El proceso de recepción se centraliza entonces en el campo innato del cerebro para la continua coordinación de actividades.

ART. 94. EL NOVENO PASO AFERENTE DEL CICLO COMPLETO NORMAL PARA LA COORDINACIÓN DE ACTIVIDADES: EL REINO INNATO 100%/PERFECTO.

Se trata del mismo plano de actividad de la ley innata, el reino innato 100%/perfecto, estudiado en la mitad eferente del ciclo (Art. 52).

ART. 95. EL DÉCIMO PASO AFERENTE DEL CICLO COMPLETO NORMAL DE COORDINACIÓN DE ACTIVIDADES: INTERPRETACIÓN / DECODIFICACIÓN.

La interpretación es la decodificación de la impresión (impulso trófico), la elaboración del output de retroalimentación funcional por parte de la ley innata. Es un proceso innato de conversión del contenido de los datos recibidos de la retroalimentación de la parte del cuerpo, que se comunica mediante el control innato a un dispositivo de procesamiento dentro del cerebro, capaz de verificar el carácter del impulso trófico y de evaluar la capacidad de coordinación de la parte del cuerpo, basándose en su movimiento funcional. Es la decodificación y adaptación de la impresión en computabilidad, por la ley innata, para la coordinación de las actividades. Cambia del ámbito de salida material/inmaterial del movimiento de la parte del cuerpo al único ámbito de procesamiento innato inmaterial 100%/perfecto.

Cuando la unidad de información/F de la impresión llega al cerebro es decodificada, procesada, verificada y evaluada de acuerdo con el procesamiento perfecto de las instrucciones contenidas dentro del programa 100%/perfecto de la ley innata para el momento. La verificación y evaluación son procesos innatos 100%/perfectos y por lo tanto están dentro del reino innato. Esos procesos son los inversos a los de transformación/codificación en la mitad eferente del ciclo. He aquí uno de los muchos diagramas de flujo del programa en la célula receptora, bajo el control innato, que demuestra algunos de los pasos de cálculo del proceso innato para la coordinación de actividades.

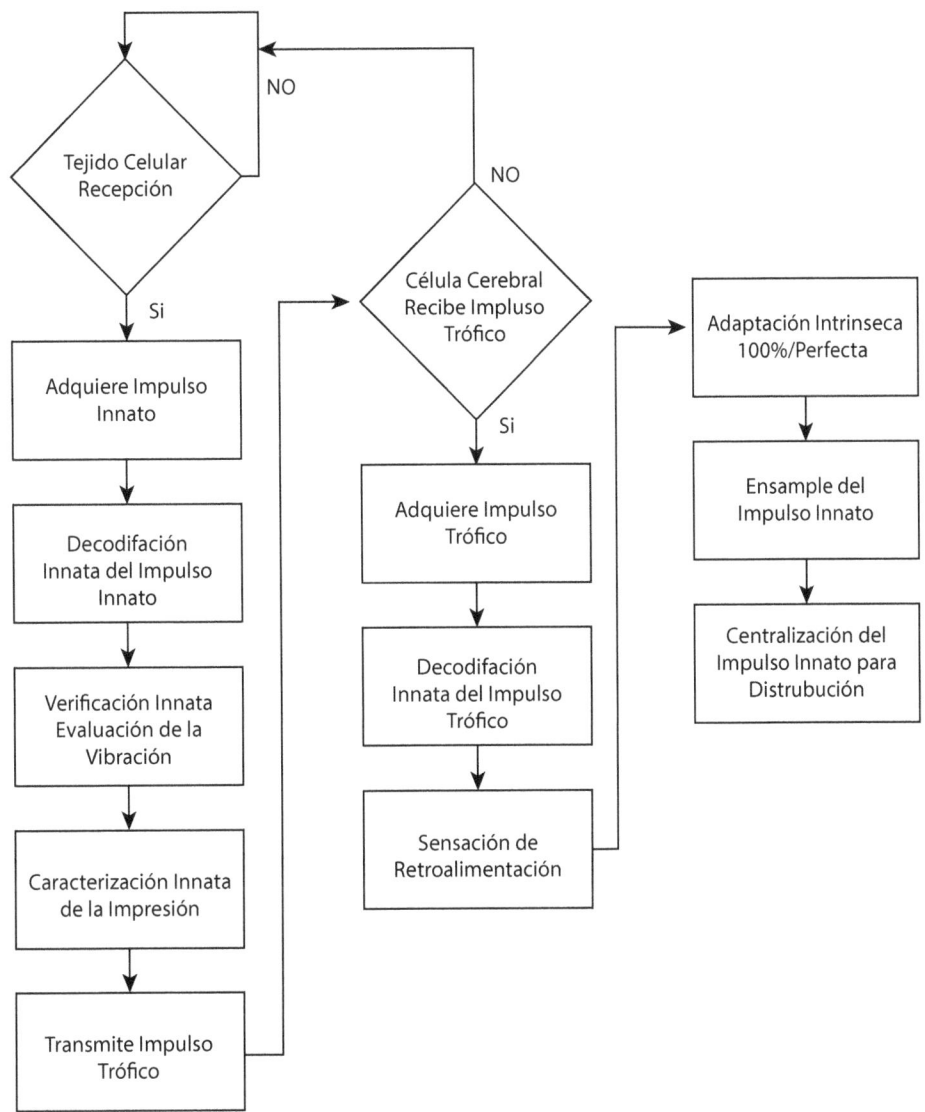

Fig. 12. Ejemplo de diagrama de flujo de una célula tisular como receptora de impulsos innatos bajo el control innato, que demuestra algunos de los pasos de cálculo del proceso innato para la coordinación de actividades. Esto es válido para todas las células tisulares del cuerpo.

ART. 96. EL DECIMO PRIMER PASO AFERENTE DEL CICLO COMPLETO NORMAL PARA LA COORDINACIÓN DE ACTIVIDADES: LA SENSACIÓN.

La sensación es un dato sensorial. Es el output de retroalimentación decodificado de información/F del movimiento funcional de la parte del cuerpo que está llevando a la construcción de impulsos innatos para la coordinación de actividades a través de la adaptación integral 100%/perfecta. Es una salida de retroalimentación de la información/F innata instructiva convertida, relativa al movimiento funcional de un bit de E/materia, impulsada como impulsos tróficos, en el tiempo, para la coordinación de actividades. Es un cómputo de la entrada de los impulsos tróficos decodificados para ser procesados y preparados para la adaptación integral 100%/perfecta para la coordinación de actividades.

La sensación es un proceso estrictamente innato o la salida de un proceso innato. Puesto que la ley innata es 100%/perfecta, el proceso innato de la sensación es siempre normal (Prin. 22, 27). La salida de retroalimentación del movimiento funcional puede revelar falta de coordinación de la parte (debido a una subluxación vertebral o por no estar sana), sin embargo, el proceso innato de sensación siempre es normal (Prin. 27). Como se mencionó en el Art. 90, los órganos especiales de los sentidos transmiten información/F a centros específicos en el cerebro para procesar la sensación recibida para su interpretación. Es el mismo proceso implicado en la retroalimentación del movimiento funcional de una parte del cuerpo.

ART. 97. EL DECIMO SEGUNDO PASO AFERENTE DEL CICLO NORMAL COMPLETO PARA LA COORDINACIÓN DE ACTIVIDADES: PROCESAMIENTO INTEGRAL INNATO.

El procesamiento innato integral es el proceso de construcción del impulso innato que es la suma total de las retroalimentaciones decodificadas. Es el control innato 100%/perfecto de todos los cálculos de todas las partes del cuerpo para la coordinación de las actividades según las leyes universales (Prin. 6, 24). La sensación no es más que un bit (unidad); todos los bits son necesarios para un procesamiento completo e integral. Utilicemos una analogía. Leemos titulares en un canal de noticias de Internet en los que se dice que ha habido un descarrilamiento de trenes en Nueva Jersey. La información nos dice poco al principio y no es hasta que leemos más detalles cuando podemos empezar a hacernos una idea general. Cuando hemos leído las noticias posteriores somos capaces de comprender adecuadamente la situación y entender el accidente completo. El procesamiento innato integral se produce por completo en el ámbito innato e implica todas las retroalimentaciones decodificadas momento a momento.

ART. 98. DECIMOTERCER PASO AFERENTE DEL CICLO COMPLETO NORMAL DE COORDINACIÓN DE ACTIVIDADES: LEY INNATA DE LOS SERES VIVOS.

Es el principio organizador intrínseco que computa y controla todas las actividades vivas. Es el programa de software 100%/perfectamente normal que gobierna cada célula tisular del cuerpo a través de su control innato. Es la misma ley innata estudiada en la mitad eferente del ciclo (Art. 50).

ART. 99. EL DECIMOCUARTO PASO AFERENTE DEL CICLO COMPLETO NORMAL DE COORDINACIÓN DE LAS ACTIVIDADES: ADAPTACIÓN INTEGRAL INSTANTÁNEA 100%/PERFECTA.

Es el programa real 100%/perfecto de computación innata funcionando perfectamente para cada momento y circunstancia para adaptar la información/F y E/materia para su uso en el cuerpo, de manera que todas las partes del cuerpo realicen acciones coordinadas para beneficio mutuo (Prin. 23). Es el control innato completo que mantiene el cuerpo vivo dentro de sus limitaciones. Es la única función de la ley innata.

Se diferencia de la adaptación en que la adaptación integral instantánea 100%/perfecta es puramente un programa organizador perfecto no material diseñado por una inteligencia universal capaz de procesar hechos y contrafácticos (Art. 19, 21). Es el potencial organizador infinito de potencialidades y posibilidades ilimitadas de la ley innata. Se controla a través del campo innato, que es un sistema operativo perfecto de posibilidades y potencialidades ilimitadas para computar entidades no materiales y materiales. Mantiene viva la E/materia viva, si es posible, según las leyes universales (Prin. 22, 23, 24). Por otro lado, la adaptabilidad es la representación física de la adaptación integral instantánea 100%/perfecta y es puramente material. Se diferencia de la adaptabilidad en que la adaptación integral instantánea 100%/perfecta es la acción del programa de informaciones instructivas/F de la ley innata, mientras que la adaptabilidad indica el cumplimiento de esas informaciones instructivas/F por la E/materia. Es el contraste entre la capacidad de las actividades organizadas y la acción del principio organizador. Es función de la información/F unir el principio organizador no físico con la E/materia física (Prin. 10). Esta adaptación integral instantánea de la información/F a partir de la ley innata genera instrucciones, que son la interfaz que une lo no material a lo material.

Cuando la impresión del movimiento funcional de la célula tisular se decodifica en el campo innato y se manifiesta en la célula cerebral, la condición funcional de las células de la parte del cuerpo y la información/F existen allí a través del cómputo del procesamiento innato basado en su cantidad, calidad e intensidad. Se unifican bajo el control innato en un acto cooperativo para mantener la coherencia mediante la adaptación integral instantánea. Se codifican para coordinar las actividades de ese momento. Estos códigos son instrucciones en forma de impulsos innatos para hacer frente a los retos del entorno interno y externo de todas las partes del cuerpo en ese momento. La adaptación integral instantánea 100%/perfecta es puramente no material, no discreta. Es intrínseca al programa 100%/perfecto, diseñado por una inteligencia universal, capaz de realizar computación ilimitada de infinitas posibilidades y potencialidades. Por lo tanto, todos los desafíos ambientales internos y externos de cualquier momento se vinculan perfectamente dentro de las limitaciones de la E/materia. Esta computación instructiva bajo control innato tiene lugar en el reino innato que es no-material. Cualquier programa informático es un conjunto de instrucciones destinado a procesar un input y transformarlo en output. La quiropráctica se ocupa del vínculo entre el input no material y el output material.

Por ejemplo, una persona come una ensalada de vegetales. El cuerpo debe adaptarse a la ingesta repentina de nutrientes que no existían hace un momento. Esta experiencia es única y nunca ha existido antes, en la medida en que la comida es diferente, el metabolismo de la persona en este momento concreto es diferente, su peso corporal es diferente, su edad es diferente, su temperatura corporal es diferente, su tensión arterial es diferente, es un día diferente, etc. Puede haber comido muchas ensaladas antes, pero no era ésta ni en este momento. Cada vez que la persona come es una experiencia única en ese momento. Cada situación debe ser tratada de acuerdo con cada manifestación de movimiento de todo lo que sucede interna y externamente en ese momento en particular. El momento siguiente traerá una nueva serie de retos. Así, vemos que hay un cambio continuo en la construcción de la información/F innata.

Existe un proceso único de cómputo innato constructivo que depende de estos desafíos ambientales. Inmediatamente, la ley innata adaptará toda la información/F y todas las partes del cuerpo, en ese momento particular, a través de la interoperabilidad cooperativa instantánea de infinitos movimientos funcionales, para la coordinación de actividades, de acuerdo con las circunstancias ambientales de ese momento particular. Este proceso de cómputo de interoperabilidad cooperativa instantánea ocurre dentro de todas las células del cuerpo simultáneamente (Fig. 12). Se trata de un funcionamiento muy fino de la ley del cambio sistemático. A diferencia de un ordenador portátil, cada parte del cuerpo de un ser vivo es vital en cada momento para la coordinación de acciones en beneficio mutuo. Hay una gran variación e interoperabilidad de información instructiva/F para la coordinación todas las actividades de todas las partes del cuerpo Por eso se llama: adaptación integral instantánea 100%/perfecta.

Se aconseja a los alumnos que tengan bien presente este principio, ya que de él depende su comprensión de muchos temas. Recuerden que el flujo de información/F instructiva innata hacia una parte del cuerpo nunca es constante, sino que siempre cambia según cada momento. La expresión 100%/perfecto connota la perfección del cambio El ciclo completo normal para la coordinación de actividades es un diagrama de flujo organizado de algunos de los pasos que conducen a la transmisión de la información/F conducida. Si alguno de los receptores de las partes del cuerpo falla en su funcionamiento, otras partes, en algún lugar, experimentarán una carencia. La imperfección del flujo de impulsos innatos del funcionamiento de la ley de suministro y cómputo continuos, debido a limitaciones de la E/materia en cualquier parte del cuerpo, causará una carencia en la experiencia del momento a todos los niveles. Las subluxaciones vertebrales interfieren en el funcionamiento de esa ley.

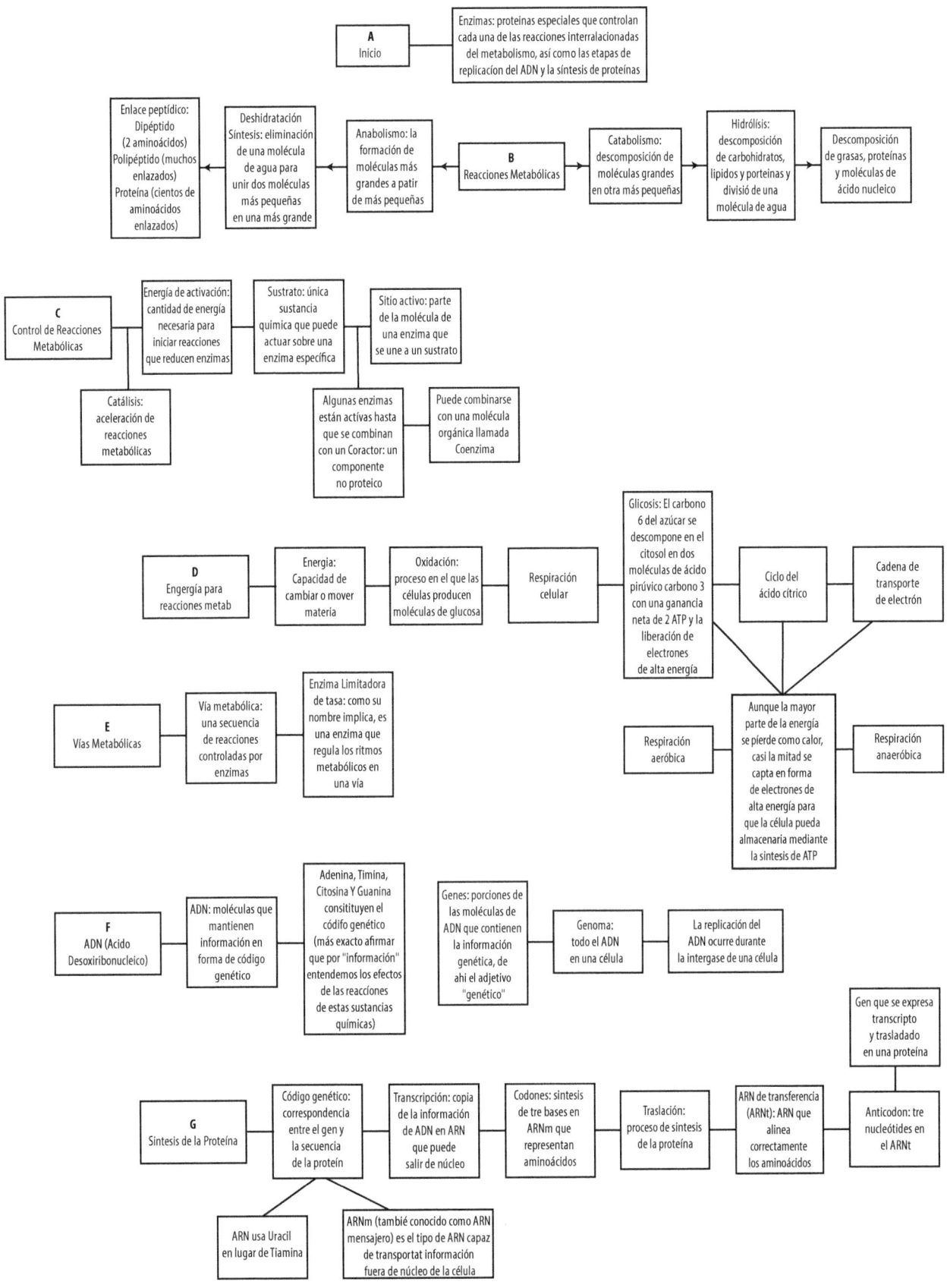

Figura 13. Uno de los muchos diagramas de flujo de cambio continuo, simultáneo y sistemático de múltiples funciones celulares simultáneamente.

Dr. Claude Lessard

ART. 100. DECIMOQUINTO PASO AFERENTE DEL CICLO COMPLETO NORMAL DE COORDINACIÓN DE ACTIVIDADES: PRINCIPIO UNIVERSAL DE ORGANIZACIÓN.

El principio infinito de organización del universo100%/perfecto, diseñado por una inteligencia universal, es el que mantiene todo en existencia. El principio universal de organización es el principio y el fin del ciclo completo normal de coordinación de actividades. El ciclo completo normal para la coordinación de actividades es una descripción de algunos pasos arbitrarios implicados en la coordinación de actividades de las partes del cuerpo vertebrado vivo y, como tal, no tiene principio ni fin. Es un ciclo continuo.

A medida que la quiropráctica avanza en su segundo siglo, todos los quiroprácticos, juntos y sin censura, adquirirán nueva información y tendrán nuevos conocimientos. Aprovecharán una mayor comprensión de la quiropráctica y continuarán desarrollando su filosofía, ciencia y arte para las generaciones futuras.

ART. 101. CONTINUACIÓN DEL CICLO COMPLETO NORMAL PARA LA COORDINACIÓN DE ACTIVIDADES

El ciclo completo normal para la coordinación de actividades es un resumen narrativo de lo que ocurre entre causa y efecto y efecto y causa. La lista de los 31 pasos es el esquema convencional de la narración. Es imprescindible recordar que el ciclo completo normal para la coordinación de actividades no tiene principio ni fin, salvo el que nosotros le atribuimos. Corre continuamente y es infinitamente congruente con el principio inicial de la ciencia básica de la quiropráctica (Prin. 1).

Llegados a este punto, podemos presentar ahora la narrativa quiropráctica.

El diccionario Merriam-Webster define el término *narrativa* como:

> Algo que se narra: HISTORIA, RELATO

La Narrativa Quiropráctica

El principio universal de organización, diseñado y programado por una inteligencia universal, es intrínseco a toda E/materia y está continuamente organizando información/F a través de un programa ilimitado de cómputos infinitos que suministra todas las propiedades y acciones de la E/materia, a través de la configuración y velocidad de electrones, protones y neutrones para mantenerla en existencia. La expresión de este principio organizador, a través de la E/materia es el significado quiropráctico de la existencia. Por lo tanto, mantener la existencia de la E/materia es necesariamente la interfaz entre el principio organizador y la E/materia; es el vínculo entre los dos. Es la información/F organizada (información instructiva) que une al principio organizador con la E/materia. La información/F de este principio organizador universal instruye la estructura de la E/materia orgánica hacia un nivel superior de complejidad de su existencia manifiesta; se llama la ley innata de los seres vivos. La ley innata es la continuación esencial del principio organizador de los seres vivos.

El propósito de la ley innata de los seres vivos es mantener viva la materia del cuerpo de la unidad viva. La ley innata hace esto adaptando la información/F universal y la E/materia, organizadas por el principio universal, (que se manifiestan por leyes físicas que son inamovibles e inadaptadas, y no tienen ninguna preocupación por la E/materia estructural), para que puedan ser utilizadas en el cuerpo para la acción coordinada y el beneficio mutuo de todas sus partes. Este trabajo de adaptación de la ley innata es 100%/perfecto, no discreto y se encuentra enteramente en un ámbito innato. Por esta razón, la información/F instructiva de la ley innata nunca lesiona ni deconstruye los tejidos. El programa de computación 100%/perfecto de la información/F instructiva de la ley innata es distinto de la programación de la información/F del principio universal, porque los adapta y ensambla para su uso en el cuerpo de un ser vivo a fin de mantenerlo vivo. Esta adaptación innata de la información/F tiene lugar dentro del campo innato. En cuanto a la coordinación de actividades, la información/F emana de la célula cerebral como información/F conducida que luego se centraliza para su transmisión.

Este ensamblaje de la información/F universal para ser adaptada por la ley innata se llama caracterización. Es la codificación de la información/F innata, que es la interfaz entre el principio organizador y E/materia, que ocurre dentro del campo innato, intrínseco a cada célula del cuerpo, ya que tienen forma y propósito definidos. El sistema operativo es el campo innato (que no es discreto) controlado por la ley innata, que utiliza una unidad definida para la coordinación de las actividades: la célula cerebral (que es discreta). A partir de la célula cerebral como unidad, la ley innata controla una unidad de E/materia para la coordinación de las actividades de las partes del cuerpo (incluida la célula cerebral). Así es como lo no material se une a lo material. La información /F no física interactúa con la E/materia física cuando la ley innata caracteriza y transforma esta información/F en una unidad definida para una célula tisular determinada de una parte del cuerpo y para un momento dado. Para la coordinación de actividades, esta información/F no material, cuando es caracterizada y transformada bajo el control innato, se convierte en una información/F instructiva que es a la vez no material y material, que emana de la célula cerebral material. Se trata de instrucciones codificadas específicamente, que ejecutan operaciones de input/output bajo control innato, que ponen en acción la E/materia para coordinar las actividades. Se denomina impulso innato. Este sistema neurológico cerebral especializado es necesario para, en primer lugar, centralizar los impulsos innatos ya ensamblados y, a continuación, conducir su información instructiva a las diferentes partes del cuerpo. La salida del impulso innato de la célula cerebral se denomina propulsión/conductividad.

Para que el impulso innato sea conducido desde la célula cerebral a la célula tisular, se requiere acción. La información/F conducida de la ley innata opera a través o sobre el sistema nervioso. Aquello que tiene dirección eferente (CPU a receptor) y que conduce el impulso innato se denomina nervio eferente. Como los conductores físicos pueden sufrir interrupciones en su conductividad, la información/F innata conducida puede sufrir interferencias en su conducción: y esa es la justificación de la existencia de la quiropráctica. Esta comparación es la base de nuestra teoría de que el impulso innato es mitad material y mitad no material, y por lo tanto, el momento de conductividad del nervio material está sujeto a las mismas leyes que cualquier otro conductor material. La conducción del impulso innato a través del nervio eferente es la transmisión. Este circuito neuronal especializado con elementos atómicos especializados con configuración y velocidades particulares es la ruta que recorre el impulso innato hasta la célula tisular que lo recibe. Luego de su recepción por la célula tisular, se ejecuta la instrucción 100% integral con respecto a lo que deben ser o cómo deben actuar en ese momento esas células de una cierta parte del cuerpo. Esa instrucción está contenida en la información/F instructiva computarizada y decodificada de la ley innata. Lo que sólo era información/F innata no física se convierte ahora en un hecho físico. Muestra por su propio carácter que un programa 100%/perfecto computó la forma o la acción y esta evidencia de la programación perfecta se llama expresión. La expresión es el surgimiento a través de E/materia, la muestra de la programación inteligente de computaciones infinitas, momento a momento. Las cosas que muestran esto se dice que están vivas y tal expresión se llama vida. El carácter de esta acción está determinado por el carácter del sistema adaptado por la ley innata para expresar su información/F instructiva para la coordinación de actividades. Por lo tanto, la finalidad o la acción de este sistema, que es la célula tisular de la parte del cuerpo sea funcional.

Dr. Claude Lessard

La función de la E/materia es expresar información/F instructiva. En la célula tisular, que es un tipo específico de E/materia, la información/F instructiva específica de la ley innata se expresa de manera específica mediante un conductor de dispositivo genético que es un material específico construido para el tipo particular de expresión (quizás la mitocondria). La acción rápida y correcta de todas las células tisulares de la parte del cuerpo accionada por la información /F instructiva específica de la ley innata, en coherencia con todas las demás partes del cuerpo, se denomina coordinación. En esto vemos el funcionamiento de la ley de causa y efecto, y que todo proceso requiere tiempo. Para realizar su función, la célula tisular tiene movimiento, tanto molecular como en su conjunto. Este movimiento se denomina vibración, que es una configuración y velocidad específicas de las partículas subatómicas de la célula bajo control innato. Estas vibraciones emiten señales, que se imprimen en los nervios especializados como una forma de impulso físico llamado impresión. Estas impresiones se codifican en forma de impulsos tróficos y se transmiten a través del nervio aferente. Esta transmisión es similar a la transmisión en la mitad eferente del ciclo, ya que la información/F en ambos casos es similar, con la excepción de que, filosóficamente, la retroalimentación debe ser siempre verdadera para ser una retroalimentación válida, ya se trate de funciones normales o de funciones anormales.

Cuando la retroalimentación llega a la célula cerebral aferente, se recibe de manera muy similar a la que recibe la célul tisular, ya que la célula cerebral también es una célula tisular. Cuando esta información/F innata, en forma de impulso trófico, ha llegado a la célula cerebral, se encuentra inmediatamente dentro del ámbito innato siendo decodificada e interpretada en el campo innato por la ley innata. El resultado de este acto de decodificación e interpretación bajo el control innato es una sensación de retroalimentación, que es un cómputo de los impulsos tróficos. Cuando esta retroalimentación tiene una suma de computaciones, los datos resultantes son procesados y la condición funcional de la célula es determinada bajo el control innato. Esto se denomina procesamiento innato integral, el cual es una clara representación del estado de la célula del tejido. Este procesamiento innato integral no puede ser otra cosa que una organización 100%/perfecta. La perfección en el cuerpo, por supuesto, es la ley innata de los seres vivos, que denota inteligencia. Cuando la ley innata procesa el estado de las células tisulares de la parte del cuerpo en el campo innato, la información/F es codificada y ensamblada por la ley innata para coordinar sus acciones controlando, dentro de sus limitaciones, su adaptabilidad a sus condiciones ambientales. El proceso innato de hacer esto se llama adaptación integral instantánea, que es el ensamblaje y construcción continua 100%/perfecta de información/F por la ley innata para instruir a las células del tejido de la parte del cuerpo para un momento específico. El origen de este continuo suministro y cómputo del cual la ley innata lleva su información/F instructiva, es el principio universal de organización diseñado y programado por una inteligencia universal.

CUESTIONARIO DE REVISIÓN, ARTÍCULOS 91 A 101

1. ¿Qué es la transmisión aferente?

2. ¿Qué es una célula cerebral aferente?

3. ¿Qué es la recepción aferente?

4. ¿Qué es la interpretación?

5. ¿Qué es el impulso trófico?

6. ¿Qué es la sensación?

7. ¿Dónde se sitúa la sensación en el ciclo completo normal de coordinación de las actividades?

8. ¿Qué es el procesamiento innato integral?

9. ¿Qué es la adaptación integral instantánea y dónde tiene lugar?

10. El flujo de impulsos innatos, ¿es constante o cambiante?

11. ¿Qué expresión significa lo mismo que la ley del cambio sistemático?

12. Ser capaz de dar un resumen completo del ciclo completo normal para la coordinació de actividades.

ART. 102. REPASO DE LOS PRINCIPIOS

Como conclusión del Volumen Uno, el alumno debe volver a la introducción y estudiar detenidamente los principios de la ciencia básica de la quiropráctica. Aprender a enunciar, textualmente, los 33 principios. Repasar los artículos 22, 23 y 24 y ser capaz de responder a las preguntas de repaso de esos tres artículos.

Continúe con el Volumen Dos.

BIBLIOGRAFIA VOL 1:

1. Strauss, Joseph. "The Green Book Commentaries, Vol. XIV (1927) Chiropractic Text Book" Levittown, PA: Foundation for Advancement of Chiropractic Education. (2002) p. 17

2. Palmer, B.J., "The Science of Chiropractic, Its Principles and Philosophies." 4th Ed., Davenport, IA: The Palmer School of Chiropractic - Chiropractic Fountain Head. (1920) p. 12

3. Stephenson, R.W. "Chiropratic Text Book" (Vol. XIV) Davenport, IA: The Palmer School of Chiropractic (1948) p. xiii

4. Gold, Reginald. Sherman College Course Philosophy 801 Notes, Spartanburg, SC (1976) p. 5

5. Gelardi, Thom. "Sherman College of Chiropractic 76-78 Catalog" Spartanburg, SC: Sherman College of Chiropractic (1976) p.12

6. Lessard, Claude. "Timed Out: Chiropractic." Self-published, Claude Lessard D.C. (2022)

7. Stephenson, R.W. "Chiropratic Text Book" (Vol. XIV) Davenport, IA: The Palmer School of Chiropractic (1948) p. xviii

8. D.D. Palmer, editor Palmer, B.J. "The Chiropractic Adjuster." Davenport,IA: The Palmer School of Chiropractic (1921) p. 316

9. Stephenson, R.W. "Chiropratic Text Book" (Vol. XIV) Davenport, IA: The Palmer School of Chiropractic (1948) p. xxi

10. Kuhn, Thomas S. "The Structure of Scientific Revolution." Chicago, IL: The University of Chicago Press. (1962)

11. Kuhn, Thomas S. "The Structure of Scientific Revolution." Chicago, IL: The University of Chicago Press. (1962)

12. Lessard, Claude. "Timed Out: Chiropractic." Self-published, Claude Lessard D.C. (2022) p. 144-148

13. Wilson, A.D., Golonka S. "Embodied cognition is not what you Think it is." Front Psychol. 2013; 4:58 Publicado el 12 de febrero de 2013.

14. "Brain Basics: The Life and Death of a Neuron." https://www.ninds.nih.gov/health-information/publiceducation/ brain-basics/brain-basics-life-and-death-neuron#:~:text=A%20neuron%20has%20three%20basic,sends%20messages%20from%20the%20cell June 2023

15. "The Cellphones of the 1980s." techcentral.co.za/the-cellphones-of-the-1980s/191544 Ene 2015.

16. "Steve Jobs debuts the iPhone." history.com/this-day-in-history/steve-jobs-debuts-the-iphone. Publicado en agosto 2012.

17. Bellis, Mary. "What is Electricity?" thoughtco.com/what-is-electricity-4019643 sep 2018.

18. MillerKeane Encyclopedia and Dictionary of Medicine, Nursing, and Allied Health. Seventh Edition. Saunder, and imprint of Elsiver, Inc. 2003 p.1652

19. MillerKeane Encyclopedia and Dictionary of Medicine, Nursing, and Allied Health. Seventh Edition. Saunder, and imprint of Elsiver, Inc. 2003 p. 1277

20. MillerKeane Encyclopedia and Dictionary of Medicine, Nursing, and Allied Health. Seventh Edition. Saunder, and imprint of Elsiver, Inc. 2003 p. 1451

21. MillerKeane Encyclopedia and Dictionary of Medicine, Nursing, and Allied Health. Seventh Edition. Saunder, and imprint of Elsiver, Inc. 2003 p. 1145

22. MillerKeane Encyclopedia and Dictionary of Medicine, Nursing, and Allied Health. Seventh Edition. Saunder, and imprint of Elsiver, Inc. 2003 p. 1684

23. MillerKeane Encyclopedia and Dictionary of Medicine, Nursing, and Allied Health. Seventh Edition. Saunder, and imprint of Elsiver, Inc. 2003 p. 220

24. Tuarez, Jaimar. "The Difference between efferent and afferent nerves." https://neurotray.com/differencebetweenefferentandafferentnerves. Feb 2021

Dr. Claude Lessard

CURRICULUM VITAE
DR. CLAUDE LESSARD

- Licenciado en Ciencias, Limestone College. Gaffney. S.C. 1977

- Doctor en Quiropráctica. Sherman College Of Straight Chiropractic (S.C.S.C). Spartanburg. S.C. 1977

- Pasantía, S.C.S.C. 1977

- Premio Distinguido de The B.J. Palmer Chiropractic Philosophy, S.C.S.C. 1977

- Diplomado de The National Board of Chiropractic Examiners

- Certificado de Educación Profesional Preliminar Nro. C35301, Commonwealth Of Pennsylvania

- Licencia del Commonwealth of Pennsylvania Nro. DC-1702-L

- Cofundador y Socio Fundador de ADIO Institute Of Straight Chiropractic 1978

- Consejero estudiantil de referencia, ADIO I.S.C. 1978-1981

- Profesor Adjunto de Filosofía Quiropráctica, Adio I.S.C. 1978-1980

- Codesarrollador del ADIO Analysis 1978

- Decano Administrativo de ADIO I. S.C. 1979-1980

- Profesor Asociado de Técnica Quiropráctica. ADIO I.S.C. 1980-1981

- Director del Community Health Center, ADIO I.S.C. 1980-1981

- Miembro del Chiropractic Life Fellowship of Pennsylvania

- Miembro del The Federation of Straight Chiropractors Organization (F.S.C.O.)

- Graduado del Church Ministry Program, St. Charles Borromeo Seminary 1983-1987

- Examinador Certificado Myotech

- Premio Quiropráctico del Mes. Markson Management Services. 1988

- Premio Quiropráctico del Año. Markson Management Services. 1992

- Curso de Postgrado en Applied Spinal Biomechanics de The Aragona Spinal Biomechanic Engineering Laboratory, Inc. 1992

- Premio Quiropráctico del Año, Quest Management Systems, 1993

- Miembro del The Distinguished Board of Regents, S.C.S.C. Since 1993

- Miembro de la Chiropractic Resources Foundation

- Coordinador y Coautor de "Spirit Of '76", S.C.S.C. 1996

- Fundador de la Clients Association for Chiropractic Education (C.A.C.E.), 1997

- Licencia de piloto privado habilitado para monomotores, 1998
- Fundador del Lessard Institute for Chiropractic Clients, 1998
- Premio The Spirit of Sherman College of Straight Chiropractic, 1999
- Licencia de piloto habilitado en vuelo instrumental, 2000
- Autor de "Chiropractic ..... Amazing Isn't It?" 2003
- Quiropráctico del año, S.C.S.C., 2006
- Moción de felicitación, Ville de Ste. Anne de Beaupre, Resolución 5553- 09/06/2006
- Examinador Pulstar, 2008
- Traducción al francés de "Chiropractic... Amazing Isn't It?", 2008
- Traducción al español de "Chiropractic... Amazing Isn't It?", 2009
- Autor del libro '' Quiropraxia ¿No Es Asombrosa?", 2010
- Autor del libro "La Chiropratique ¿Incroyable N'est-Ce Pas?", 2012
- Autor del libro azul "A New Look at Chiropractic Basic Science", 2017
- Autor del libro azul "Una Mirada a la Ciencia Básica Quiropráctica", 2019
- Orador Principal en el Sherman College of Chiropractic International Research and Philosophy Symposium, 2019
- Autor de "Chiropractic, Amazing Isn't It- Workbook", 2020
- Autor del Libro Azul "Timed Out; Quiropractic", 2022
- Autor del Libro "The 2027 Chiropractic Textbook, Vol. 1", 2023
- Autor del Libro "The 2027 Chiropractic Textbook, Vol. 2", 2023

Dr. Claude Lessard

Dr. Claude Lessard

www.ingramcontent.com/pod-product-compliance
Lightning Source LLC
LaVergne TN
LVHW070603070526
838199LV00011B/472